ÉTUDE GÉNÉRALE

SUR LE

TRAITEMENT DE LA FIÈVRE TYPHOÏDE

PAR

Louis BOITEUX

DOCTEUR EN MÉDECINE DE LA FACULTÉ DE PARIS

ANCIEN INTERNE EN MÉDECINE ET EN CHIRURGIE DES HOPITAUX DE PARIS

MÉDAILLE DE BRONZE DE L'ASSISTANCE PUBLIQUE

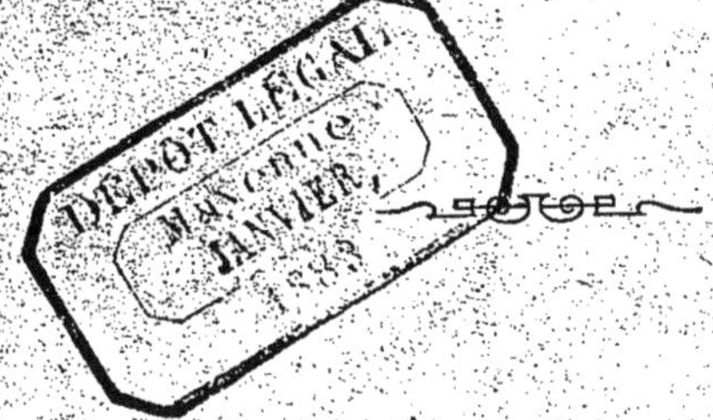

PARIS

ALPHONSE DERENNE

52, Boulevard Saint-Michel, 52

1883

ÉTUDE GÉNÉRALE

SUR LE

TRAITEMENT DE LA FIÈVRE TYPHOÏDE

PAR

Louis BOITEUX

DOCTEUR EN MÉDECINE DE LA FACULTÉ DE PARIS

ANCIEN INTERNE EN MÉDECINE ET EN CHIRURGIE DES HOPITAUX DE PARIS

MÉDAILLE DE BRONZE DE L'ASSISTANCE PUBLIQUE

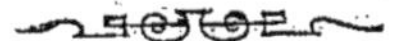

PARIS

ALPHONSE DERENNE

52, Boulevard Saint-Michel, 52

1883

A MON PÈRE LE Dr BOITEUX

A MA SŒUR

A LA MÉMOIRE DE MA MÈRE

ÉTUDE GÉNÉRALE

SUR LE

TRAITEMENT DE LA FIÈVRE TYPHOÏDE

INTRODUCTION

La thérapeutique des maladies est la branche des sciences médicales sur laquelle pèsent peut-être le plus d'incertitudes, et qui demande pour être traitée, non seulement des connaissances théoriques, mais encore le contrôle d'une longue expérience. Aussi avons-nous hésité avant de nous engager dans cette voie et surtout d'embrasser un sujet aussi vaste et aussi difficile que le traitement de la fièvre typhoïde. Mais les recherches dont ce sujet a été l'objet depuis vingt années, ont doublé son intérêt en même temps que sa difficulté. Pour cette double raison, nous espérons que nos juges nous tiendront compte de nos efforts par un acceuil bienveillant.

Nous restreindrons ce travail, déjà long, à l'étude des médications générales de la fièvre typhoïde. Nous laisserons de côté le traitement des complications proprement dites, ou les moyens que peut réclamer l'exagération de certains symptômes ordinaires, pour nous en tenir à la fièvre typhoïde en général et à ses formes diverses. Nous aurons surtout en vue les malades à partir de l'âge adulte, la maladie, chez les enfants, présentant trop de particularités pour qu'on ne soit pas obligé de l'écarter.

Avant d'aller plus loin, nous avons à cœur de remercier notre excellent maître M. Labadie-Lagrave, qui nous a conseillé ce travail, et prodigué ses bons avis. Nous sommes heureux de lui exprimer ici toute notre reconnaissance et toute la sympathie qu'il nous inspire.

Nous remercions aussi bien sincèrement nos bons amis Morel-Lavallée et Jobin, qui ont bien voulu nous traduire les travaux étrangers dont nous avions besoin.

Enfin que M. le professeur Laboulbène, qui a bien voulu accepter la présidence de cette thèse, reçoive ici l'expression de notre plus sincère gratitude.

CHAPITRE I

INDICATIONS THÉRAPEUTIQUES DE LA FIÈVRE TYPHOÏDE.

La fièvre typhoïde est une maladie infectieuse endémique et épidémique, dont on ne saurait donner une définition autrement qu'en faisant un rapide exposé de ses symptômes. Ses caractères étiologiques, anatomiques et cliniques en font, à coup sûr, une affection zymotique ; mais le poison lui-même en reste encore inconnu.

Si on a pu, jusqu'à un certain point, déterminer les conditions de sa production, et surtout de sa diffusion, on peut dire que toutes les tentatives faites jusqu'à ce jour pour isoler le germe ou le microbe coupable, sont restées sans résultat probant. Le mode d'introduction du poison dans l'organisme est également peu connu. Ce que l'on sait, c'est qu'il existe de très bonne heure dans le tube intestinal du malade, et que c'est souvent aussi par là qu'il paraît avoir été introduit. Sauf la notion d'infection et de poison, nous ne trouvons rien dans l'étiologie de la fièvre typhoïde qui puisse nous guider dans la thérapeutique proprement dite, nous ne disons pas l'hygiène, ni la prophylaxie. C'est donc à la clinique que nous demanderons la caractéristique de la maladie.

Prenons comme type la fièvre typhoïde commune et de moyenne gravité. La fièvre est subcontinue, d'une durée minimum de vingt à vingt-cinq jours, et est accompagnée de trois ordres de symptômes constants : symptômes abdominaux, cérébraux et broncho-pulmonaires. Après un début variable, toutes ces déterminations apparaissent avec plus ou moins d'intensité :

diarrhée, météorisme, tuméfaction de la rate, céphalalgie, épistaxis, abattement, stupeur ou délire ; déterminations thoraciques variant depuis la bronchite typhique sibilante simple, jusqu'à l'atélectasie et l'hypostase. La température fébrile, arrivée par des oscillations ascendantes, en quatre ou cinq jours, aux environs de 40°, s'y maintient plus ou moins longtemps, avec de faibles rémissions matinales, jusqu'à ce que le stade des oscillations descendantes, annoncé d'habitude par des rémissions plus fortes de la fin de la période stationnaire, arrive à se produire. Le malade subit donc une longue consomption fébrile ; son sang est infecté, non-seulement par le poison typhique, mais encore par les produits de la désassimilation exagérée : l'hématose se fait incomplètement, de par la fièvre et de par les lésions pulmonaires ; le malade est épuisé par la diarrhée. La maladie est donc adynamique au premier chef. C'est là le caractère principal de la fièvre typhoïde.

Souvent le malade fait les frais de ces désordres et guérit. Mais, sans qu'il surgisse aucune complication, on peut voir la fièvre persister, les symptômes typhiques s'accuser davantage ; la dépression du système nerveux permet aux congestions pulmonaires de s'étendre. En même temps que la circulation pulmonaire s'entrave, le cœur a déjà subi, comme d'autres viscères, l'influence de ce typhus prolongé, ou particulièrement hyperthermique et toxique. La fibre cardiaque dégénérée faiblit ; les troubles pulmonaires augmentent ; et c'est ce cercle vicieux qui aboutit alors rapidement à la mort par collapsus cardiaque (fiebertod, des auteurs allemands).

Telle peut être, indépendamment de toute complication et de toute forme anomale, la terminaison mortelle de la fièvre typhoïde de moyenne gravité. Il y a ici autre chose que l'adynamie.

L'élément fièvre apparaît, avec ses conséquences ordinaires. Mais la fièvre et l'adynamie ne sont que les effets du poison typhique, générateur primordial de tous ces phénomènes. Cependant, en tant que facteurs de second ordre, ils tiennent, sous

leur dépendance directe et immédiate, une partie des phénomènes symptomatiques et des lésions matérielles de la maladie.
Le difficile est de faire la part exacte qui leur revient, dans le
complexus symptomatique et anatomique de la fièvre typhoïde
normale que nous avons en vue ici. Nous aurons occasion d'examiner plus tard si d'autres éléments de même ordre, résultats
également directs de l'infection, ne sont pas, à leur tour, des
causes secondaires dont l'action se manifeste sur l'ensemble de
la maladie. Mais il nous suffit actuellement d'avoir mis en relief
le caractère adynamique de l'affection, et d'en avoir signalé l'élément hyperthermique. Car, quel que soit l'état antérieur du
malade, quelles que soient les variétés de forme, d'intensité,
les prédominances symptomatiques d'une fièvre typhoïde, nous y
retrouverons, on peut dire toujours, la fièvre et l'adynamie. Nous
chercherons donc d'abord à dégager leur importance dans la
genèse des phénomènes graves du typhus abdominal et des dan-
gers auxquels il expose.

De la fièvre.

Pour étudier l'influence de la fièvre sur l'organisme, il est
de toute nécessité de chercher à définir cet état pathologique.
Il ne peut entrer dans le cadre de notre travail de faire une
longue étude sur un sujet aussi vaste et aussi délicat. Nous voulons seulement chercher à exposer rapidement l'état de la
question.

L'état de fièvre, comme l'indique M. le professeur Jaccoud (1),
se caractérise par des troubles constants : augmentation de la
calorification, et des combustions organiques ; inconstants : troubles circulatoires et troubles nerveux. Les deux premiers, à
eux seuls, suffisent à la caractériser. L'élévation de la température du corps, mesurée au thermomètre, est devenue le guide

1. *Pathol. int.* 1er vol.

du médecin au lit des fiévreux, et cet instrument, s'il n'est pas le seul indice à consulter, au point de vue du pronostic, n'en a pas moins une grande importance. Nous verrons plus tard toutefois qu'une élévation thermique passagère ne peut être considérée comme liée à l'état de fièvre.

L'augmentation des combustions organiques se traduit à la fois par les produits de l'exhalation pulmonaire, et ceux des diverses sécrétions, notamment de l'excrétion urinaire. Les expériences de Leyden et celles de Liebermeister ont conduit ces auteurs à des résultats certains ; la quantité d'acide carbonique éliminé, est, dans la fièvre, augmentée d'une façon constante. D'un autre côté, on avait, depuis longtemps, cherché à calculer dans l'urine les déchets de la combustion fébrile. Ces recherches ont amené d'abord des résultats contradictoires, parce que, d'une part, on ne dosait pas tous les déchets organiques, et que, d'autre part, on ne tenait pas compte de la diète des fiévreux. Le professeur Hirtz (1), qui signale ces causes d'erreurs, rapprochant ses résultats de ceux d'un grand nombre d'auteurs, pense que, pendant toute la durée de la fièvre, l'urée et ses produits similaires sont augmentés dans l'urine, proportionnellement à la chaleur fébrile. (On peut voir, dans le tableau qu'il donne comme exemple, que souvent le chiffre des matières extractives est supérieur à celui de l'urée). Nous verrons plus loin que Liebermeister a prouvé que l'exhalation d'acide carbonique est aussi proportionnelle à la production de chaleur.

Calorimétrie et régulation de la chaleur.

Pour pénétrer plus avant dans le mécanisme de la fièvre, il faut d'abord connaître, chez l'homme sain, quelles sont les conditions de la production et de la perte de chaleur, et comment il arrive à maintenir son corps à une température cons-

1. *Dict. de méd. et de chir. prat. art. fièvre.*

tante, à quelques variations près. La plupart des recherches
concernant ce sujet sont consignées dans le livre de Lorain (1).

Parmi ces travaux, les plus importants sont ceux de Liebermeister et de Kernig, un de ses élèves. Leurs recherches sont
basées sur la possibilité de connaître la production de la chaleur chez l'homme, en augmentant ou en diminuant la perte.
Ils ont expérimenté de deux manières principales : d'une part,
ils soumettaient le sujet en expérience au bain froid, et calcu-
laient la production d'après les variations de température du
corps et de l'eau du bain ; d'autre part, ils soumettaient l'homme
sain à des bains dont la température était toujours maintenue
égale à celle du sujet en observation. Ces recherches, con-
duites avec tout le soin désirable, et produites avec toutes les
corrections nécessaires, les ont amenés aux conclusions suivantes :

1° Chez l'homme sain, la production de chaleur a eu lieu en
raison de la perte de chaleur ; à une plus grande perte corres-
pond une plus grande production ;

2° Le tableau de leurs résultats montre avec toute évidence
que la production de chaleur augmente en raison inverse de la
température du bain. Voilà comment varie, suivant les causes
extérieures, la production de chaleur chez l'homme sain. Quant
à la température de la masse du corps, pour des bains de 25°
à 36°, elle ne variait que très peu. L'homme sain luttait donc
contre les causes de refroidissement, par une production exagérée de calorique. Nous ne pouvons pas donner ici de plus am-
ples détails sur ces expériences, ni sur les objections qui leur
ont été faites, et ne paraissent pas les avoir ébranlées. Nous aurons occasion d'y revenir à propos du bain froid.

L'économie règle donc sa chaleur. L'homme sain est capable
de résister aux causes de refroidissement, comme aux causes
d'échauffement, dans une certaine mesure. C'est ainsi que, dans

1. Lorain. De la température du corps humain, 1877.

le travail musculaire prolongé, la température de la masse du corps ne s'élève pas ; l'augmentation de l'évaporation pulmonaire et de l'évaporation cutanée, la transformation d'une partie de la chaleur produite en mouvement suffisent à maintenir l'équilibre. La circulation joue un rôle considérable dans ce travail d'équilibration, et il semble que cette action s'exerce surtout par l'intermédiaire des petits vaisseaux. Ce sont eux en effet dont l'apport sanguin commande les actes nutritifs intimes des organes et les températures locales. L'état de relâchement ou de resserrement des petits vaisseaux périphériques ou pulmonaires contribue à régler de même la dépense de la chaleur. Une grande part d'influence revient donc au système vaso-moteur. Ce rôle a été établi par les expériences d'un grand nombre de physiologistes, qui ont, de plus, cherché à déterminer le rôle de la moelle, du cerveau et du bulbe sur la calorification. Cette influence n'est pas douteuse ; mais s'exerce-t-elle seulement par l'intermédiaire des petits vaisseaux ? ou bien le centre régulateur double, l'un bulbaire, calorifique, l'un protubérantiel, modérateur, existe-t-il, comme il semble indiqué par l'expérience de Tscheschichin ? Il est encore impossible de se prononcer à l'heure actuelle (1). Quoi qu'il en soit, nous en avons assez dit pour rappeler comment l'homme sain maintient la température de son corps à un degré à peu près constant. Il est temps de revenir à l'étude de la fièvre. Dans l'état de fièvre, la régulation de la chaleur se fait-elle comme à l'état normal ? Y a-t-il équilibre entre la production de chaleur et la dépense, d'où résulte une température constante (ou à peu près), mais plus élevée que le taux normal ?

Nous avons déjà vu que Liebermeister a démontré que le fiévreux exhale plus d'acide carbonique que l'homme sain. La production de chaleur est donc plus grande dans la fièvre. Et nous remarquerons que l'évaluation reposant sur le calcul de

1. Lorrain, *loc. cit.*

l'acide carbonique éliminé est bien plus exacte que celle qui porterait sur le chiffre de l'urée, puisque chez l'homme sain l'acide carbonique est éliminé en proportion 20 fois plus considérable que cette dernière. Mais la perte est-elle aussi augmentée ? Chez un fébricitant qui se maintient quelque temps à 40°, la perte de chaleur et la production se trouvent-elles en équilibre pendant ce temps ? S'il en est réellement ainsi, dit Liebermeister, on doit trouver, par l'expérience, que la perte du fébricitant est plus considérable que celle de l'homme sain. Or c'est précisément ce que prouvent ces recherches par la méthode des bains. Bien plus, s'il y a réellement équilibre, un fiévreux qui a trois degrés, par exemple, de plus qu'un homme sain, devra perdre dans un bain de même durée et de même température, plus de calories que ce dernier, et la perte du fiévreux devra être à celle de l'homme sain comme les différences des degrés de température des deux sujets avec celle du bain, sont entre elles. Or, c'est encore exactement ce que l'expérience lui donne. Les pertes de chaleur offrent des séries parallèles. Seulement le fiévreux perd une quantité de chaleur plus grande encore dans les bains plus froids. Liebermeister attribue cet écart à la contraction capillaire périphérique plus grande chez l'homme sain, et limitant mieux par conséquent la déperdition. Il ne faudrait pas évidemment appliquer sans restriction les chiffres trouvés pour l'eau à l'air, c'est-à-dire aux conditions normales. Il n'en reste pas moins acquis que, chez le fiévreux, la perte de chaleur augmente comme la production.

Ces expériences établissent donc que, tant qu'un fébricitant se maintient à une température plus haute que la normale, l'exhalation d'acide carbonique, et parallèlement la production de chaleur d'une part, la perte de chaleur d'autre part, sont plus élevées qu'à l'état normal.

Liebermeister est allé plus loin. Par le dosage de l'acide carbonique, il a montré que, lorsque la température s'élève dans la stade de frisson, si la perte est diminuée par la constriction vasculaire périphérique, la production de chaleur n'en est pas moins extraordinairement augmentée. De plus il a fait voir que, au moment où la température s'élève, la production de la chaleur et d'acide carbonique sont au maximum. Dans une de ses expériences, pendant la troisième demi-heure, la température du malade était montée de 37°,5 à 39°,4; l'exhalation de CO_2 a été pendant ce temps de 34 gr. 20. Dans la sixième demi-heure, la température était restée stationnaire à 39°,8; la production de CO_2 n'a plus été que de 16 gr. 75. On voit, donc, que, si, quand un malade se maintient à une température élevée, la production d'acide carbonique et de chaleur est toujours supérieure à la normale, c'est pendant le stade d'ascension de la fièvre que la production est la plus considérable.

Ces résultats ont été contestés par Sénator, mais confirmés par Leyden. Nous ne pouvons nous y arrêter plus longtemps.

Liebermeister a tiré de ses beaux travaux une théorie de la fièvre que nous allons exposer rapidement.

Théorie de Liebermeister.

Elle n'est que la conclusion de ce qui précède. Voici les caractères qu'il assigne à la fièvre : 1° chez un fiévreux, la température du corps est plus élevée que chez l'homme sain.

Ce caractère est essentiel dans la fièvre, mais il ne suffit pas à la constituer. C'est ainsi qu'on peut, chez un homme sain, par un bain très chaud, par exemple, élever la température et produire même d'autres symptômes de fièvre : fréquence du pouls, malaise, douleur de tête, engourdissement, et même augmentation de l'élimination de l'urée (Bartels, Naunyn). Ce n'est pas là la fièvre. Ce fait tendrait simplement à prouver qu'une grande partie des symptômes de la fièvre ne sont que la conséquence de l'élévation de la température.

2° Les fiévreux ont une augmentation de la production de chaleur.

Ce second caractère, ajouté au premier, ne suffit pas encore à caractériser la fièvre. Si l'on élève artificiellement la température d'un homme en santé et que, par des mouvements et un travail musculaire exagéré, ou réussisse à maintenir élevée sa température, on aura les deux caractères réunis. Ce ne sera pas encore la fièvre. Cet homme n'en est pas moins réglé pour 37° et, en peu de temps, il reviendra à ce chiffre.

Faut-il admettre que le fièvreux n'a plus de régulation de la chaleur et qu'il est comparable aux animaux auxquels on a fait la section sus-bulbaire ? ce serait aller trop loin. Le fébricitant est réglé, mais pour un degré supérieur à la normale. Si on lui soustrait de la chaleur, il tendra à remonter au degré antérieur, comme l'homme sain revient à 37°. Il perd plus facilement cependant sa chaleur que l'homme sain et revient moins vite au degré primitif, mais il tend à y remonter.

3° La régulation de la chaleur pour un degré plus élevé que la normale est donc l'essence même de la fièvre.

Quel rôle joue le système nerveux dans cette régulation pour un degré plus élevé? Liebermeister ne se prononce pas sur cette question. Quant à la cause de la fièvre, nous savons que, la plupart du temps, elle consiste dans l'introduction dans le sang de matériaux particuliers, produit pathologique local, ou substance venue du dehors. Mais nous ignorons comment ces substances favorisent les oxydations et troublent la régulation de la chaleur. Cette doctrine n'est en somme que la conséquence logique des travaux de Liebermeister. Toute cette question est reprise dans un livre récent que nous n'avons pu malheureusement nous faire lire en entier (1). Nous avons donc emprunté beaucoup à l'ouvrage de Lorain. Cette conception positive, qui s'arrête en deçà de l'hypothèse, nous paraît la caractéristique la plus exacte qui ait été donnée de la fièvre. Nous ne ferons donc que rappeler succinctement les autres théories.

1. Liebermeister, *Pathologie und Thérapie des Fiebert*, 1875.

Théorie de Traube.

Traube attribue uniquement la fièvre à la diminution du refroidissement. Pour lui, le poison pyrétogène a une action
irritante sur le système vaso-moteur; il produit un rétrécissement général des vaisseaux, d'où la diminution de l'évaporation
et de la perte de chaleur. Cette théorie n'est pas soutenable
aujourd'hui.

Théorie de Marey.

Pour lui, l'augmentation de chaleur dans la fièvre existe surtout à la périphérie du corps, par suite du nivellement de la
chaleur consécutif à l'augmentation de la rapidité de la circulation. La diminution de la perte du calorique et l'augmentation
de la production ne seraient que des circonstances accessoires.

Théorie de C. Bernard.

La fièvre est due à un excès de calorification dû surtout lui-
même à la suractivité des vaso-dilatateurs.

Théorie de Hüter.

Ainsi que Traube, il considère la fièvre comme le résultat
d'une diminution dans la déperdition de la chaleur. Seulement,
le rôle que Traube faisait jouer aux vaisseaux périphériques, il
l'attribue aux petits vaisseaux du poumon.
Il est possible que, dans certaines circonstances, il y ait à
faire la part de la diminution dans l'émission du calorique et
de son nivellement. Mais les conclusions de Liebermeister ne
nous paraissent pas moins établies. Elles nous font pénétrer
plus intimement dans le mécanisme de l'état fébrile, et séparent

nettement la fièvre de ces élévations artificielles et passagères
de la température, dans lesquelles la régulation de la chaleur
n'est pas troublée. La régulation pour un degré élevé est particulièrement applicable à la fièvre typhoïde, dans laquelle on voit
la température se maintenir si longtemps élevée, quelquefois
malgré tous les efforts de la thérapeutique.

Après cette longue digression nécessaire, nous avons à examiner quel est le rôle de l'élément fièvre dans la genèse des symptômes et des lésions de la fièvre typhoïde.

Action de la chaleur sur l'organisme.

L'action délétère de la chaleur sur les muscles, le sang, et le
système nerveux, a été mise en évidence par des expériences
nombreuses faites sur les animaux (Bernard, Vallin, Obernier).
Quand on élève de plusieurs degrés la température d'un animal,
la mort a lieu par arrêt brusque du cœur. Le sang des animaux
tués par excès de température est noir et contient très peu
d'oxygène, comme s'il y avait eu combustion exagérée et
asphyxie. Il serait bien plus intéressant d'avoir des données
positives sur les lésions qu'on observe chez l'homme après la mort
par insolation. Malheureusement nous ne sommes pas fixés sur
ce point (1). Signalons cependant les convulsions, l'albuminurie
et la glycosurie observées par Gubler, et qui indiquent bien l'action de la chaleur sur le système nerveux. Hâtons-nous de le
dire, du reste, dans les expériences sur les animaux, comme
dans les cas d'insolation, les températures observées sont le plus
souvent excessives, et ne sauraient être comparées avec celles
plus modérées, mais plus persistantes de la fièvre.

Avant de chercher à déterminer l'influence délétère de la fièvre
dans le typhus, on ne saurait trop méditer ces remarques de

1. V. Lorain. *loc. cit.* Vallin. *Archives générales de médecine* 1870
et 1871.

Wunderlich, qui, bien qu'il ait fait de la température dans les maladies, une étude spéciale, s'est gardé d'en exagérer l'importance à ce point de vue.

Il recherche d'abord l'influence de la fièvre sur le système nerveux : « il faut tenir compte, dit-il (1), de cette circonstance que le système nerveux est soumis à l'influence de processus multiples et de causes diverses, et que son impressionabilité est variable suivant les individus ; par conséquent c'est dans les troubles fonctionnels du cerveau et des nerfs qu'on peut le moins prouver d'une façon concluante l'influence particulière de la température. » Il ajoute qu'on peut observer des températures hyperpyrétiques, mais compatibles avec la vie, sans qu'il se produise aucun trouble cérébral : « la fièvre intense peut bien déterminer de l'agitation, de la céphalalgie, de l'insomnie, du délire même, mais il est rare que ces phénomènes soient sous la dépendance exclusive des conditions thermiques. » Il conclut de même pour les modifications du cœur et du pouls qui précèdent quelquefois celles de la température, mais qui cependant, dans la généralité des cas marchent de pair avec elle.

Il fait les mêmes réserves pour les dégénérescences viscérales. Ce n'est, d'après lui, qu'à l'approche de la mort, que les symptômes morbides sont en rapport direct avec l'élévation de la température.

A ce moment, l'état du malade se rapproche des conditions des expériences sur les animaux que nous indiquions tout à l'heure.

Ces remarques sont très justes : on doit faire la part, en ce qui concerne la fièvre typhoïde, du poison encore inconnu, cause première de la maladie.

Lebermeister a résolu cette question dans un sens tout opposé. Dans beaucoup d'autopsies de maladies fébriles, dit-il, on ne trouve pas la cause mécanique de la mort ; mais on trouve

---

1. Wunderlich. Temp. dans les mal. Trad. Lubadie-Lagrave 1872.

des dégénérescences du foie, du cœur et des reins, et l'on a observé pendant la vie de hautes températures. Au lieu de la chercher dans un poison inconnu, il trouve la cause de ces dégénérations dans la chaleur, dans l'influence des hautes températures. En ce qui concerne la fièvre typhoïde, pour lui, les stéatoses viscérales, les dégénérescences cireuse et granuleuse des muscles, les symptômes nerveux et typhoïdes, et même les hémorrhagies multiples que l'on observe dans certains cas, tout dépend des températures élevées. Ce qui, pour les anciens auteurs, était le fait de la malignité, est pour lui le fait de l'hyperthermie. A ses yeux l'effet des bains démontre l'exactitude de ces opinions pour la généralité des cas.

Nous ne pouvons le suivre dans cette voie, ni surtout nous appuyer sur l'effet thérapeutique des bains dont précisément nous aurons plus tard à discuter la valeur et les effets. Ce serait faire une pétition de principes. Il est certain que c'est dans les cas où la température se maintient longtemps élevée qu'on rencontre le plus souvent les stéatoses et les dégénérations décrites par Zenker. Mais les désordres cérébraux, les modifications du pouls et de la respiration sont loin de marcher toujours de pair avec l'intensité des combustions. De plus, les faits de Vallin (1), dans lesquels on a constaté les dégénérations viscérales habituelles de la fièvre typhoïde, sans qu'il y ait jamais eu de températures dépassant la normale, démontrent que le poison suffit à lui seul à les produire. Ces exceptions n'empêchent pas cependant que leur coexistence avec des températures élevées reste la majorité des cas.

Nous admettrons donc volontiers, avec M. Bernheim (2), que la fièvre contribue, avec l'altération du sang, à produire les lésions suivantes : altérations parenchymateuses des viscères, foie, reins, cœur, muscles, et probablement centres nerveux.

1. Vallin, *Archives gén. de méd.* 1873. Typhus ambulatorius.
2. Bernheim. *Leçons de clin. méd.* Nancy 1877.

Pour lui, le poison typhique serait, lui seul, plus spécialement responsable des lésions des plaques de Peyer, de la bronchite et de l'adynamie. Cette interprétation moins hasardée nous paraît rationnelle.

On ne peut donc, en thèse générale, refuser à la fièvre un rôle dans la production des dégénérescences viscérales, et en particulier de l'affaiblissement du cœur, de même que dans la production des phénomènes nerveux de la fièvre typhoïde, et particulièrement des phénomènes d'excitation cérébrale. La fièvre ataxique est toujours hyperpyrétique. Enfin, l'hyperthermie, produit de l'exagération des actes nutritifs, indique et tient sous sa dépendance la dénutrition de l'organisme.

Voilà dans quelles limites nous croyons qu'il faut comprendre l'influence de l'élément fièvre dans le cours du typhus abdominal.

Est-il nécessaire maintenant de revenir longuement sur l'adynamie, autre caractéristique de la maladie non moins importante que l'hyperthermie? L'adynamie est à la fois le résultat de la consomption fébrile et du génie de la maladie, comme on disait autrefois, du poison typhique, dirions-nous aujourd'hui.

Nous voici arrivé au terme de cette aride exposition. Nous croyons avoir suffisamment montré que la fièvre et l'adynamie, effets directs du poison typhique, agissent à leur tour comme causes secondes, dans la production des symptômes graves de la fièvre typhoïde.

C'est cette triade, poison, fièvre, adynamie, qui aboutit dans nombre de cas à ce que nous avons présenté au début comme la mort normale. A de rares exceptions près, ces trois éléments sont toujours présents. Avant de songer aux complications, ce sont donc eux qu'il faut combattre.

Nous en signalerons cependant un quatrième, qui, bien que conséquence des autres, acquiert une importance considérable par l'importance de l'organe. Nous voulons parler des symptômes pulmonaires. La bronchite typhique, quand la fièvre et l'adynamie sont portés à un haut degré, quand le système nerveux est fortement touché, s'accompagne en effet de congestions passives, d'hypostases qui ne font qu'augmenter le travail du cœur. Si ce dernier faillit à la tâche, les lésions pulmonaires augmentent, et ces actions réciproques aboutissent au collapsus cardiaque, comme nous le signalions au début. Les troubles pulmonaires sont donc un élément de plus à prévenir et à combattre. Et cette indication existe presque toujours.

Nous ne parlerons pas ici des troubles abdominaux qui, bien qu'ils répondent à la lésion anatomique de la maladie, n'ont pas en clinique et en pathogénie une importance correspondante.

Peut-on tirer de ces prémisses pathogéniques et cliniques les indications générales pour le traitement de la fièvre typhoïde? Nous répondrons hardiment, oui. Il est parfaitement vrai : « qu'on ne traite que des malades et non des maladies, et que les indications doivent être tirées du malade qui réalise sa maladie d'une manière particulière (1). » Il n'est pas moins certain que les conditions antérieures du malade, les formes si variées de la maladie, doivent guider à chaque instant la thérapeutique. Tout cela est parfaitement vrai. Mais invoquons encore l'autorité de M. le professeur Jaccoud : « cela étant, dit-il, peut-on sans violer ces principes, traiter une maladie en général par un traitement formulé d'avance? Oui, si par elle-même, abstraction faite des conditions du malade, cette maladie présente un certain nombre d'indications constantes qui sont toujours les mêmes dans tous les cas. Eh bien, ces caractères sont ceux de la fièvre typhoïde. Voici les caractères constants de la maladie : 1° adynamie; 2° excès de calorification ; 3° diminution de l'hématose par lésions broncho-pulmonaires (caractère inconstant, mais prenant une importance spéciale par suite de la défaillance du cœur) (2). »

1. Jaccoud. *Cours de pathol.*, 28 nov. 1882.
2. Jaccoud. *Cours de la Faculté*, 1882.

Boiteux   3

M. Jaccoud professe depuis longtemps déjà cette doctrine, à laquelle nous adhérons pleinement (1).

Ces trois éléments, auxquels nous ajoutons le poison, doivent donc toujours être combattus. Mais de même, qu'en clinique il y a des degrés dans leur intensité d'action, de même en thérapeutique on devra mesurer l'énergie de la lutte au danger. Mais puisque les indications sont constantes, il est rationnel de les combattre dès le début et de ne pas attendre la production de symptômes graves.

Il n'est donc pas contraire à la saine thérapeutique, comme d'aucuns semblent le croire, d'opposer à la fièvre typhoïde un traitement systématique. Un grand nombre de médecins du reste ont formulé et appliqué, de tout temps, des méthodes de traitement. Aujourd'hui d'autres méthodes ont remplacé les premières, et même, chez les partisans d'une expectation déguisée, on retrouve des idées systématiques. Nous aurons donc à examiner plus loin toutes les méthodes et à voir si elles répondent aux indications.

Murchison (2) place en tête de son livre les indications thérapeutiques qui résultent, pour lui, de l'étude approfondie des fièvres continues. On peut voir qu'elles sont, sous une autre forme, celles que nous énonçons plus haut.

On y retrouve le poison, la fièvre, l'adynamie, les phénomènes pulmonaires, qu'il range dans les complications et auxquels, à l'exemple de M. le professeur Jaccoud, nous assignons un rang plus élevé. On y trouve, au contraire, explicitement indiquée la stimulation du cœur défaillant, qu'inversement nous plaçons au second rang. La défaillance cardiaque est un effet secondaire

---

1. Comme il ne s'agissait pas ici d'une opinion nouvelle, nous avons cru pouvoir reproduire ces quelques phrases d'un cours non [publié, pour exprimer le mieux possible la pensée actuelle du professeur. Il nous pardonnera d'avoir pris cette liberté, et nous excusera si nous l'avons infidèlement reproduit.

2. Murchison. *Traité de la fièv. typh.* 1878.

de la fièvre, et en thérapeutique pathogénique, la fièvre doit rester au premier rang, d'autant mieux qu'il y a plus d'avantages à prévenir la défaillance du cœur qu'à la combattre.

Comment qualifierons-nous le traitement systématique qui doit, croyons-nous, être opposé au typhus abdominal? Ce n'est pas un traitement spécifique, à coup sûr. Il n'existera pas de traitement spécifique de la fièvre typhoïde, tant que nous ne serons pas mieux renseignés sur l'agent infectieux. Ce n'est pas non plus un simple traitement symptomatique, car il distingue entre les symptômes ceux dont l'importance est primordiale. Nous ne saurions donc la qualifier autrement qu'essai de thérapeutique pathogénique.

Dans l'étude que nous allons faire des divers traitements de la fièvre typhoïde, nous ne classerons pas les médicaments ou moyens thérapeutiques employés d'après leur action sur les divers symptômes qu'ils sont destinés à combattre. Ainsi, nous ne les diviserons pas en : médication antiseptique, antipyrétique, tonique, révulsive ou dérivative, qui répondraient assez bien aux quatre indications capitales : poison, fièvre, adynamie, lésions pulmonaires.

Une telle manière de faire exposerait à des redites. L'action des médicaments est souvent complexe, et tel moyen thérapeutique qui agit sur la fièvre, peut être aussi un tonique, par exemple. Il nous paraît préférable d'examiner chaque moyen de traitement et chaque médicament l'un après l'autre. Nous chercherons à montrer leur action physiologique, leur rôle thérapeutique, et les résultats qu'ils ont donnés, et ainsi le jugement que nous chercherons à formuler sur eux sera basé, moins sur le but qu'on aura cherché à atteindre par leur emploi, que sur les effets qu'ils auront produits sur la maladie typhoïde tout entière. Dans cette étude critique, nous devrons avoir toujours présente à l'esprit, non-seulement la marche normale de la maladie, mais encore ses nombreuses variétés de formes. Celles-ci sont suffisamment connues, pour qu'il soit inutile de les rappeler ici. Il faudrait, dans l'appréciation des résultats, se rappeler que la rechute est, en général, moins grave que la maladie primitive et en tenir compte dans la comparaison des effets. Ce ne sont pas là les seules variations dont il faudrait tenir compte, dans l'appréciation d'un traitement. On sait que la fièvre typhoïde est de 2 pour 100 plus grave chez la femme que chez l'homme, que l'alcoolisme, la grossesse, l'état puerpéral, le surmenage, sont de très mauvaises conditions. Il en est de même de la phthisie, des maladies organiques du cœur, du diabète. Nous ne parlons pas de l'âge, puisque nous éliminons la fièvre typhoïde de l'enfant.

Cependant, plus l'âge est avancé, plus les conditions sont défavorables.

On voit par ce simple exposé, combien complexe est le problème à résoudre.

Ce n'est pas tout encore : la qualité du poison, ou sa quantité n'est pas toujours identique. La comparaison des épidémies diverses montre assez quelle différence il peut y avoir.

Au milieu de ces variations, quels moyens aurons-nous pour nous faire une opinion sur l'effet des diverses médications ?

1° Nous aurons d'abord, pour nous guider, les grandes indications générales que nous avons énoncées, et auxquelles doivent correspondre, suivant les variétés individuelles, les médications.

2° Nous aurons ensuite l'étude des cas isolés bien observés. L'étude des effets constants et immédiats d'un médicament attentivement suivis sur quelques malades vaut souvent mieux qu'une longue statistique.

3° Enfin, nous aurons l'étude des effets non immédiats des médicaments, qui ne peuvent se juger que par l'examen d'une nombreuse série, la statistique en un mot. Pour que celle-ci ait quelque valeur, il faudra qu'elle porte sur un nombre de cas suffisant, pour compenser toutes les causes de variations que nous signalions tout à l'heure.

Avant d'entrer complètement dans notre sujet, une dernière

remarque : nous avons dit que nous ne connaissions pas de traitements spécifiques de la fièvre typhoïde. Nous ne croyons donc pas qu'on puisse avoir la prétention de juguler la maladie. Nous serons donc très sceptique à l'égard des auteurs qui se vantent d'un pareil succès. Dans les cas ainsi jugulés, il est probable qu'ils avaient affaire à des formes abortives bien connues aujourd'hui, ou à des erreurs de diagnostic. On peut atténuer la gravité d'une fièvre typhoïde, peut-être en raccourcir la durée, mais c'est à cela que doivent se borner les prétentions de la thérapeutique.

CHAPITRE II

Après avoir lu ce qui précède, on sera peut-être étonné de nous voir écrire ce chapitre. On verra tout à l'heure pourquoi nous l'avons fait.

L'expectation, dans le sens propre du mot, réduite à la diététique et aux moyens hygiéniques, ne peut être sérieusement discutée pour la fièvre typhoïde. Du reste on trouve bien peu d'auteurs qui n'aient cherché à faire mieux. Nous convenons cependant que dans des cas de typhus abortif où la défervescence s'accuse de bonne heure, ou bien si le médecin est appelé quand la chute naturelle se produit, il est absolument inutile d'instituer aucune médication perturbatrice. Il est aussi des cas très légers, quoique ayant une durée un peu plus longue, où les indications sont si peu marquées qu'il est presque inutile d'en tenir compte. Ce sont là des exceptions plus ou moins nombreuses suivant les épidémies, et pour lesquelles l'expectation est parfaitement de mise. Encore peut-on assurer que, dans l'espèce, un traitement systématique, s'il est proportionné à l'indication, ne peut être nuisible. Ces concessions à l'expectation ne sont pas une contradiction à ce que nous avons dit dans le chapitre précédent. En les faisant, nous nous plaçons simplement sur le terrain pratique, où la fièvre typhoïde varie à l'infini, depuis les formes les plus atténuées, jusqu'aux cas les plus graves, quelquefois foudroyants. Les grandes indications thérapeutiques restent donc toujours comme règle générale. Il est inutile d'insister sur ces points, où, en pratique, tout le monde est d'accord.

Si nous avons écrit ce chapitre, c'est surtout pour nous élever, malgré l'autorité du nom, contre ce que M. Beaumetz préconisait récemment à la tribune de l'Académie de médecine sous le nom d'expectation armée. Nous osons rejeter cette manière de faire, pour deux raisons, à cause du nom et à cause de la chose. L'expectation à main armée n'est en effet qu'un traitement déguisé. M. Beaumetz a employé chez ses 87 malades, les purgatifs et les toniques. M. Hardy reconnaît que : « ce qu'il y a de meilleur pour combattre la fièvre typhoïde, est ce que M. Dujardin-Beaumetz a si justement appelé l'expectation à main armée, et ce qu'il désigne pour sa part sous le nom de traitement classique. » Nous préférerions cette dernière dénomination plus juste. Chez les 34 malades dont M. Hardy a parlé à l'Académie, le traitement a consisté en effet, non seulement en purgatifs méthodiquement répétés, mais encore en quinquina, alcool, ventouses sèches, lavements froids (1). Ce n'est évidemment pas là de l'expectation.

Si l'on entend par expectation armée, attendre la production des symptômes graves pour les combattre, nous repoussons la chose comme le mot.

Nous allons nous expliquer.

Nous savons qu'un nombre considérable de fièvres typhoïdes de gravité moyenne guérissent presque sans traitement, pour ainsi dire spontanément. S'il était possible au début de savoir toujours quelle sera la marche de la maladie, nous ne verrions aucun inconvénient à ce qu'on livrât cette nouvelle catégorie de cas presque entièrement à leur évolution normale. Mais peut-on établir d'une façon certaine le pronostic dans les huit premiers jours de la maladie? Nous croyons être d'accord avec les auteurs classiques, en répondant qu'on ne le peut que très rarement. Evidemment il est de ces cas qu'on

1. Th. Laporte. Trente-quatre cas de fièvres typhoïde observés à la Charité. Th. Paris 1882.

peut prédire graves dès le début. Mais, pour les formes moyennes, peut-on dire, dans le laps de temps indiqué, si tel cas qui débute d'une façon bénigne, se terminera favorablement? Il y a des éléments de pronostic, que nous ne pouvons indiquer ici, et dont on peut tirer certainement des probabilités, mais non des motifs certains de jugement. « On ne saurait prédire à l'avance si la terminaison sera heureuse ou non. Il n'est point rare de voir les cas les plus bénins en apparence se terminer par la mort, et, inversement, certains malades guérir qu'on avait cru désespérés (1). » Murchison dit également (2) : « Le mode d'invasion ne doit pas influencer le pronostic. La maladie peut commencer d'une |manière grave, et cependant suivre son cours, devenir bénigne, et plus souvent on observe le contraire. » Quand la maladie a marché, il est sans doute plus facile de prévoir ce qui adviendra : mais alors aussi la fièvre, l'adynamie auront produit leurs effets habituels, à mesure que l'infection aura suivi son cours. Et si, au lieu de la guérison, on voit tous les effets secondaires de ces trois éléments conduire le malade vers une terminaison funeste, qui sait s'il ne sera pas trop tard pour agir efficacement. C'est pourquoi on doit remplir les indications, non-seulement systématiquement, mais encore le plus tôt qu'il se pourra. Il faut combattre les causes de bonne heure, pour chercher à en prévenir les effets. M. le professeur Jaccoud commence le traitement dès qu'il est sûr du diagnostic. L'expectation, même armée, nous paraît donc insuffisante.

1. Hardy et Béhier. *Traité de pathologie int*, t. IV.
2. Murchison. La fièvre typhoïde.

CHAPITRE III

SAIGNÉE.

Personne ne saigne plus aujourd'hui les typhiques. Mais comme il n'y a pas encore très longtemps que la saignée était le traitement classique des fiévreux, nous lui devons une courte mention. Sous l'impulsion des idées de Bouillaud, on saignait tous les typhiques il y a cinquante ans. Le maître avait formulé le traitement par la saignée coup sur coup, et il a fallu assez longtemps pour la voir tomber en désuétude. Dans la seconde édition de son *Traité de la fièvre typhoïde*, publié en 1841, Louis a prouvé que les statistiques fournies par Bouillaud ne représentaient pas l'exacte vérité, mais, même à cette époque, il n'avait pas lui-même abandonné la saignée modérée. Pour les cas qui ont été traités par lui de 1822 à 1827, il montre par ses chiffres, que, avec la saignée, dans les cas terminés par la mort, la résistance du malade a été plus courte, et, dans les cas terminés favorablement, la durée de la maladie a été plus longue. Mais les différences qu'il indique, sont si petites, qu'elles sembleraient montrer combien peu les traitements, si perturbateurs qu'ils soient, agissent sur la durée de la maladie. C'est là le seul enseignement que nous voulons tirer des recherches minutieuses de Louis. Bouillaud s'est trompé en croyant juguler la maladie par la saignée, comme beaucoup d'autres ont cru faussement plus tard arriver à ce résultat par d'autres moyens.

Louis avait remarqué que les saignées modérées, pratiquées dès le début, étaient bien préférables à celles pratiquées plus tard. Ainsi, de 1830 à 1835, il n'employa jamais la saignée que dans les dix premiers jours, répétée deux fois au plus (450 à 700 gr. de sang). C'est la méthode qu'il propose au même rang que celle de Larroque, dans son livre de 1841. On voit, à la lecture de cet ouvrage, si remarquable d'ailleurs, qu'il cherche à se soustraire à la doctrine de l'époque et qu'il n'y réussit pas complètement. Il croit même à son utilité, alors que la série de cas qu'il analyse, offre une mortalité de 37,14 pour 100. L'influence de la série est d'ailleurs évidente dans ce groupe, puisque le même Louis, de 1830 à 1835, n'avait que 12,5 pour 100.

Mais nous ne croyons pas utile de discuter plus longtemps ce sujet. La saignée est jugée aujourd'hui, en ce qui concerne la fièvre typhoïde. Elle agit d'une manière très-passagère sur la température, et va à l'encontre de l'indication capitale tirée de l'adynamie.

La saignée locale même est bannie d'une façon générale du traitement des symptômes pénibles ou des complications de la maladie, et à juste raison. L'erreur, si longtemps perpétuée de la saignée, montre combien il est préférable de suivre en thérapeutique l'indication pathogénique, plutôt que d'adopter une doctrine absolue et forcément dès lors entachée d'hypothèse.

CHAPITRE IV

ÉVACUANTS

Les évacuants ont été employés depuis longtemps dans le traitement des fièvres. Ils formaient la base de la thérapeutique de Stoll, Baglivi, Huxham, mais depuis, avaient été délaissés au commencement de ce siècle, grâce à la doctrine de Broussais. Lerminier, à Paris, et Bretonneau, à Tours, les employaient bien quelquefois dans la fièvre typhoïde. Mais c'est de Larroque, médecin de l'hôpital Necker, qui les remit en honneur en 1837 (1), formula leur emploi d'une façon méthodique. Le point de départ de cette manière de faire était l'idée suivante : il croyait que les liquides dégénérés, en contact avec le canal alimentaire, amenaient l'altération de ce canal, pénétraient dans l'organisme, et produisaient les symptômes typhoïdes. Il donnait d'abord un vomitif, puis des purgatifs répétés tous les jours, jusqu'à complète disparition des phénomènes typhoïdes. Il utilisait principalement l'eau de Sedlitz, l'huile de ricin, et le calomel. Il arrivait à une mortalité de 10 pour 100. Louis fait remarquer que l'examen qu'il a fait des observations de de Larroque le porte à croire qu'il s'agissait bien réellement de la fièvre typhoïde.

Piédagnel (2) n'a point eu autant de succès. Dans les années 1834 et 1835, il a soigné par la méthode de de Larroque 134 malades, sur lesquels il y a eu 19 morts, soit 14 pour 100.

1. *Académie de méd.* 1837, *et Traité de la fièvre typhoïde* 1847.
2. *Académie de méd.* 1835.

Andral (1) accuse 16,66 pour 100 de mortalité.

Louis (2), à la Pitié, en 1835, n'a eu que 10 pour 100. Il faut ajouter qu'à la même époque, et avec des malades répartis également dans tous les mois de l'année, il avait 12,5 pour 100 avec la saignée répétée. L'épidémie avait, à n'en pas douter, un caractère de bénignité relative.

Grisolle (3) se loue aussi de la méthode des évacuants. Il n'a eu qu 1/7 de mortalité au lieu de 1/4 avec l'expectation.

Ces témoignages de Louis et de Grisolle méritent une grande considération, étant donné le soin minutieux que ces auteurs apportaient dans l'observation de leurs malades, et le soin qu'ils mettaient à chercher le vrai, sans parti pris. Mais leurs chiffres sont trop faibles pour qu'on puisse tirer d'eux des conséquences générales, on peut dire cependant que la méthode évacuante a été un progrès sur la saignée. Elle a été accueillie avec faveur par Jonhson et Maclagan. En Allemagne et en Suisse, on a employé surtout le calomel.

Lombard et Fauconnet accusent 9 pour 100 de mortalité; Sicherer (hôpital de Heilbron) 19 morts sur 640. Il est permis de douter, avec Grisolle, de ce dernier chiffre. Taufflieb, dans le Bas-Rhin, n'aurait eu, avec le calomel, que 60 morts sur 518 cas. Il aurait arrêté la maladie dès les premiers jours chez 305 malades. Cette prétention suffit à juger les assertions de Taufflieb.

Wunderlich employait aussi le calomel déjà en 1857. Il donne même (4) des tracés de fièvre typhoïde coupés par ce médicament.

On voit que la méthode des évacuants, substituée d'abord avec avantage à la saignée, a eu, comme tant d'autres méthodes, ses enthousiastes qui lui ont attribué des succès aux-

1. Andral. *Rapport sur le mém. de Larroque*. Académ. méd. 1837.

2. Louis. *loco citato*.

3. Grisolle. *Traité de Pathol. int.*

4. Wunderlich. *La température dans les maladies*, 1872.

quels elle ne peut pas prétendre. Il n'est pas possible aujour-
d'hui d'admettre, avec de Larroque, que ce soient les liquides
intestinaux décomposés, et ensuite résorbés, qui produisent les
symptômes typhiques. Parmi les pathologistes modernes, on en
trouve peu qui prennent la peine de discuter cette manière de
voir. Murchison n'en parle que pour la rejeter. On ne peut donc
plus songer à conserver l'emploi systématique des évacuants,
puisque l'idée théorique qui les avait fait ainsi employer disparaît. Et de fait peu de praticiens y sont fidèles.

Mais, en revanche, et dans des conditions déterminées, les
purgatifs rendent d'utiles services, s'ils sont employés *modérément*. Car, quoiqu'en aient dit les partisans de de Larroque,
l'abus des évacuants présente des inconvénients assez sérieux ;
les superpurgations inévitables, qui en résultent, affaiblissent
les malades et peuvent amener des collapsus, provoquent des
contractions intestinales nuisibles au repos de l'organe malade,
le tout sans avantages suffisamment compensateurs.

Quelles sont donc les indications des évacuants ?

Elles peuvent se présenter au début ou dans le cours de la
maladie.

Il est rare que l'indication n'existe pas au début, pour deux
raisons. La première, c'est que la constipation est assez commune dans les premiers jours de la maladie, constipation qu'il
faut évidemment combattre. Voici la seconde. S'il est certain
que l'absorption des liquides intestinaux n'est pas la cause des
symptômes typhoïdes, il n'en est pas moins probable que le poison pénètre par l'intestin, et qu'on peut espérer, par une pur-
gation hâtive, en éliminer une partie (Murchison). Un purgatif
doux, le sulfate de magnésie ou de soude et l'huile de ricin
peuvent convenir à ce moment.

Dans le courant de la maladie, l'indication du purgatif peut
se présenter dans deux cas. Dans certains cas de météorisme
marqué avec diarrhée abondante, il peut y avoir avantage à
produire un effet substitutif sur la muqueuse intestinale, effet

qui peut amener secondairement une diminution des sécrétions et du météorisme. Les purgatifs salins conviennent encore dans cette circonstance.

D'un autre côté, on peut voir à un moment donné les évacuations alvines devenir rares, la langue se charger d'un enduit léger, la fièvre remonter à un degré plus élevé. Un purgatif fait disparaître cette aggravation.

Nous ne faisons qu'énoncer ces indications qui sont généralement reçues. Aussi croyons-nous inutile de chercher à les justifier par de plus grands développements.

Ajoutons que, dans d'autres circonstances moins bien définies, de simples lavements émollients peuvent suffire à entretenir la liberté du ventre.

Nous n'avons, jusqu'ici, indiqué aucune préférence pour l'un des purgatifs que nous avons cités, sulfate de soude, de magnésie, ou huile de ricin.

Des recherches récentes semblent avoir prouvé que le calomel, qui, pour la médication systématique, avait eu la préférence en Allemagne et en Angleterre, a des avantages spéciaux au début. Nous allons les rappeler rapidement.

Liebermeister (1) a cherché à savoir si l'administration du calomel au début avait une influence sur la durée et la gravité de la maladie. Dans le cours de la première semaine, il donnait 3 à 4 doses de 0 gr. 50 de calomel dans les vingt-quatre heures, et quelquefois deux autres le lendemain. Presque toujours, après la première dose, il se faisait un abaissement très fugitif de la température, comme Traube et Wunderlich l'avaient déjà indiqué. Le calomel lui a paru abréger la durée de la maladie, il ne sait pourquoi, peut-être en agissant sur l'intestin, par où le poison typhique s'introduit dans le corps. Nous savons qu'il ne faut pas s'abuser sur la valeur des chif-

1. Liebermeister. Article typhus abdominal, *in handbuch der pathologie und therapie de Ziemssen.*

fres. Nous reproduisons ceux de Liebermeister à titre de renseignements. Lui-même fait remarquer du reste que ses résultats demanderaient à être contrôlés.

Malades traités sans calomel 377, morts 69, mort : 0/0 18,3
Malades traités avec calomel 223, morts 26, mort : 0/0 11,7

Tous ces malades étaient en même temps soumis à une médication antipyrétique incomplète.

En mettant de côté les cas de morts dans les six premiers
jours du traitement, il reste.

Sans calomel 355, morts 47, mort : 13,2 0/0
Avec calomel 216, morts 19, mort : 8,8 0/0

Si l'on sépare tous les cas bénins, on a les chiffres suivants :

Sans calomel 273, morts 69, mort : 25,3 0/0
Avec calomel 160, » 26, » 16,3 0/0

En retranchant à la fois les cas très graves et les cas bénins,
on arrive toujours à une mortalité inférieure pour ceux à qui
on a administré au début le médicament. Libermeister cherche
à montrer ensuite que la durée de la fièvre paraît être rac-
courcie. Il prend, pour les comparer, cinquante cas traités sans
calomel, et cinquante, avec le calomel, tous à la même époque
et paraissant également graves au début. Sur les 50 qui n'a-
vaient pas pris de calomel, chez 4 seulement la fièvre tomba
avant le onzième jour, tandis qu'il y en eut 9 dans ce cas de
l'autre série. Des comparaisons analogues, pour les autres malades des deux groupes, indiquent constamment une durée
moindre pour ceux qui prirent du calomel. Ainsi la fièvre
tomba avant le quinzième jour chez 12 traités sans calomel, chez
20 traités avec calomel. Pour les fièvres, dont la durée fut de

plus de 15 jours, il n'y eut pas cependant de différence dans la durée totale de la maladie dans les deux séries. Ces recherches consciencieuses méritent d'être remarquées et semblent inviter à choisir le calomel comme le meilleur purgatif pour le début, sinon à en faire constamment le premier moyen à mettre en usage au début du traitement de toute fièvre typhoïde.

M. Hallopeau (1) a adopté cette pratique de Liebermeister, et donné d'une façon méthodique 1 gr. à 1 gr. 50 de calomel à tous ses malades le jour de l'entrée. Au lieu d'administrer au début un purgatif quelconque, quand l'indication s'en présente, il nous semble très rationnel de choisir de préférence le calomel, dont les effets paraissent être supérieurs.

Donnés dans les limites que nous venons d'indiquer, les purgatifs rendent d'utiles services, peut-être au début, en favorisant l'élimination du poison, et toujours en régularisant les fonctions intestinales. Deux contre-indications absolues ont toujours été signalées ; nous avons à peine besoin de rappeler leur haute importance : ce sont les hémorrhagies intestinales et les perforations. Dans le premier cas, comme dans le second, les lavements même doivent être évités autant que possible, pour assurer le plus de repos qu'il se pourra à l'intestin.

1. Hallopeau, *Union médicale*, 1881.

CHAPITRE V

Sous le nom de toniques, nous comprenons le vin, l'alcool, le quinquina, employés comme médicaments, laissant de côté tout ce qui a trait à l'alimentation. C'est là encore un groupe de médicaments sur lequel nous croirons devoir être bref, vu que leur emploi, dans la fièvre typhoïde, n'est guère discuté aujourd'hui. Nous ne sommes plus en effet au temps où Louis disait que, dans l'espace de temps qui a séparé les deux éditions de son ouvrage, c'est-à-dire près de vingt ans, il n'avait trouvé que sept fois l'indication de leur emploi. Nous avons suffisamment insisté sur le caractère adynamique de la maladie, pour qu'à de rares exceptions près, d'une bénignité excessive, nous soyons très disposé à conseiller, à l'exemple de M. Jaccoud (1), la médication tonique comme une des bases du traitement de la maladie Dans tous les cas, et dès le début, il donne au moins 250 grammes de vin de Bordeaux par jour et l'alcool à la dose de 30 à 80 grammes par vingt-quatre heures, additionné de 3 à 4 grammes d'extrait de quinquina. Cette manière de faire, avec des variations de doses appropriées, répond à l'une des grandes indications, l'adynamie.

Cette pratique est à peu près générale actuellement, pour le fond, sinon pour la forme. En Angleterre, où les enseignements de Graves, de Stokes, de Todd avaient remis l'alcool en honneur, on a, avec raison, considéré la pyrexie typhoïde comme une indication de son emploi. Seulement on est allé trop loin dans

1. *Traité de pathologie et cliniques* de Lariboisière.

les doses, qui ont été portées jusqu'à 500 et 600 grammes d'eau-de-vie par jour. C'est sans doute cet abus qui a engagé Murchison à ne pas prescrire les alcooliques comme médication constante. Cependant il leur fait une assez grande part, comme nous le verrons, et, si l'on en juge par un récent article de H. Kennedy (1), on emploie souvent, de l'autre côté de la Manche, l'alcool dans la fièvre typhoïde. Les doses que donne M. Jaccoud, surtout si l'on remarque qu'il s'agit de vieux cognac, nous paraissent suffisantes pour les cas les plus habituels, sans être exagérées.

N'y a-t-il pas à cet emploi systématique des toniques quelques contre-indications, et n'y a-t-il pas aussi des cas où leur indication est plus formelle et où il faut leur adjoindre les stimulants proprement dits ? C'est ce que nous allons examiner.

Pour ce qui est des contre-indications absolues de l'alcool donné aux doses modérées que nous avons indiquées, nous croyons qu'il n'en existe guère. On sait que l'alcool n'augmente pas la température fébrile. Aussi nulle crainte de ce côté. Mais en est-il de même pour les symptômes d'excitation cérébrale, délire violent, céphalalgie ?

Murchison veut qu'on se règle sur l'action de l'alcool ; si l'alcool paraît augmenter les troubles cérébraux, il le suspend. Liebermeister, comme M. Jaccoud, le donne durant toute la maladie. S'il est vrai que les cas sont relativement rares où l'autopsie rend compte par des lésions anatomiques des symptômes ataxiques, ces cas existent cependant, et la thèse de Chédevergne en fait foi. On en observe de temps à autre dans la pratique et nous pourrions en rapporter deux observations récentes. Nous croyons que lorsque l'ensemble des symptômes permet de soupçonner des lésions méningitiques, il est prudent de s'abstenir des alcooliques. Nous serions disposé à croire aussi, avec Murchison, qu'il faut être réservé dans leur emploi,

---

1. Dublin, *Journal of. méd. scient.* 1881.

quand l'urine est rare, peu chargée d'urée, et très albumineuse. Car l'alcool diminue certainement l'excrétion des matériaux solides de l'urine.

Ce sont là les seuls cas, où des doses, même modérées, d'alcool, pourraient être nuisibles.

Quant la fièvre est tombée, il faut supprimer l'alcool en nature, pour augmenter le vin. Souvent le premier diminue l'appétit, et, chez les sujets qui n'y étaient pas habitués de longue date, il trouble le sommeil.

Les contre-indications de l'extrait de quinquina sont peut-être moins importantes ; mais rien, à notre sens, ne doit être négligé dans le détail du traitement. Ainsi l'extrait du quinquina augmente et produit même souvent la sécheresse de la langue ; ce point mérite d'être surveillé. Son action est quelquefois aussi fâcheuse que celle de l'alcool sur l'estomac des convalescents. Il ne faut donc pas le continuer trop longtemps.

Voyons maintenant quelles sont les conditions qui réclament plus impérieusement l'alcool et exigent l'augmentation des doses.

L'âge du malade mérite d'abord d'être pris en considération. A partir de 40 ans, dit Murchison, les malades sont particulièrement améliorés par cette médication. Elle nous paraît d'autant mieux indiquée que l'âge est plus avancé. Il est presque banal, d'ailleurs, de dire que la dose doit être augmentée chez les buveurs. Pour Murchison, un pouls lent, ondulant, dépressible, irrégulier ou intermittent, une langue sèche et brune, la tendance au collapsus, et en général toutes les complications, voilà autant de conditions qui, même isolées, demandent l'emploi de l'alcool. Pour prendre la chose d'un point de vue plus général, nous changerons la formule en la développant : la forme adynamique, qu'elle soit ou non accompagnée d'hyperthermie, les formes soporeuses, lente nerveuse, sont à traiter par l'alcool administré *largâ manu*. On peut voir des formes adynamiques s'accompagner de subdélire, de troubles cérébraux légers dont l'origine est surtout anémique et adynamique. Alors les effets du médicament sont palpables, immédiats. On voit aussi certains malades sortir de la stupeur typhique, sous l'influence de l'alcool, comme on voit des vieillards pneumoniques revenir à la vie par le même moyen. C'est l'analyse exacte des symptômes, de l'état des forces, qui doit guider le médecin quand il passe de la théorie à la pratique et qui le mettra à même de frapper plus fort à propos.

L'accord est trop complet entre les auteurs, en ce qui concerne les complications, et particulièrement les complications pulmonaires, pour que nous insistions sur la nécessité de continuer et même de renforcer, si l'on peut ainsi parler, la médication alcoolique.

Nous avons réservé pour la fin le collapsus, ou simplement la tendance au collapsus.

Qu'il s'agisse d'une dépression thermique accidentelle due à une hémorrhagie, une diarrhée profuse, à une influence extérieure ou même thérapeutique, que le collapsus soit dû à l'affaiblissement du cœur, et surtout dans ce dernier cas, il faut non-seulement donner l'alcool, mais encore y joindre d'autres stimulants. Avec Liebermeister, nous recommanderons particulièrement le vin et le punch chaud. Le café, la teinture de cannelle peuvent aussi trouver leur emploi, et les doses ne doivent pas être ménagées. Ces derniers agents peuvent aussi être utilement donnés dans les formes adynamiques où les symptômes typhoïdes sont très accusés. Nous ne ferons que mentionner les injections sous-cutanées d'éther sulfurique, que l'on voit fréquemment employées dans les hôpitaux, dans les cas où les stimulants énergiques sont indiqués. S'il nous était permis d'invoquer notre expérience personnelle, nous dirions que nous n'en avons jamais observé d'effets bien remarquables.

Dans tous les cas spéciaux où nous avons vu les stimulants particulièrement indiqués, il est souvent possible de juger leurs bons effets au bout de peu de temps, et leur action immédiate est souvent palpable. Donc ici pas de discussion possible : les résultats de la pratique sont d'accord avec la théorie.

Mais l'action favorable des toniques et de l'alcool, à doses modérées, employés d'une façon systématique dans tous les cas est-elle aussi évidente, et ici les résultats confirment-ils la justesse de l'indication pathogénique ? Si l'effet immédiat est moins appréciable, et s'il n'existe pas de statistique probante, la méthode est trop rationnelle et trop innocente, dans la mesure où M. Jaccoud la formule, pour que nous hésitions à l'adopter.

Nous résumons ce long exposé : sauf dans les cas très bénins, et, à part les contre-indications énoncées, il faut, dès le début et toute la durée de la maladie, instituer la médication tonique et alcoolique, pour lutter contre l'adynamie. Dans les cas que nous avons énumérés, où elle est particulièrement nécessaire, il faut insister snr les doses et y joindre quelquefois les stimulants. Ces conclusions ne peuvent qu'être appuyées et confirmées, si l'on cherche à se rendre compte de l'action intime de l'alcool (élément principal de la médication tonique) sur l'organisme.

Nous essaierons de l'exposer rapidement.

Les recherches de Perrin, Ludger, Lallemand et Duroy ont mis en lumière quelques points importants de l'action physiologique de l'alcool sur l'organisme. On sait maintenant que l'alcool n'est pas un aliment, qu'il passe inaltéré dans l'organisme. S'il y est brûlé, c'est en faible quantité. On voit, sous son influence, la quantité d'acide carbonique exhalé diminuer. Il excite la sécrétion urinaire, mais ne paraît pas avoir d'action sur la destruction des matériaux azotés. A doses modérées, que Béhier fait varier de 80 à 300 gr., il soutient les forces de l'organisme, sans même produire chez les malades aucun effet d'ivresse. On sait quelle est son action merveilleuse dans la pneumonie des vieillards ou des débilités ; il fait cesser le délire, disparaître la sécheresse de la langue ; il permet enfin au malade de faire les frais de la maladie. Dans la fièvre typhoïde, comme dans ces pneumonies, l'asthénie et l'adynamie ont une part assez souvent, dans la production non-seulement du délire mais encore des phénomènes cérébraux, quels qu'ils soient.

L'action du médicament dans les deux maladies s'explique de la même manière. Agent dynamophore (Gubler), il est tonique de l'organisme et du système nerveux. A doses élevées, mais thérapeutiques, il va jusqu'à la stimulation. Il faut donc toujours observer son action afin d'être à même de modifier les doses selon l'effet produit. Nous ne nous attarderons pas à prouver qu'il n'y a pas de contradiction à le conseiller, quand il y a de la stupeur, comme quand il existe du délire. Nous rappellerons que l'hyperhémie cérébrale est loin de coexister toujours avec l'excitation. Cette dernière, aussi bien que la dépression est sous la dépendance de la fièvre, du poison et de l'état du sang. C'est affaire de réaction variable du système nerveux, et surtout de variations de ces trois éléments.

Voilà comment nous croyons qu'il faut comprendre le rôle utile de l'alcool dans le traitement de la fièvre typhoïde. Si nous y avons un peu insisté, c'est qu'on a présenté l'alcool dans cette maladie comme un agent antipyrétique (1). On a bien constaté que l'alcool diminue l'exhalation de l'acide carbonique chez l'homme sain (2), mais aucune recherche de ce genre n'a été faite, que nous sachions, sur le fébricitant. L'alcool n'abaisse la température d'une façon marquée qu'à doses toxiques.

M. Autellet donne une douzaine d'observations destinées à montrer l'action antipyrétique de l'alcool. Or l'action d'un médicament antipyrétique est de celles dont on peut se rendre compte d'une façon immédiate. Ce n'est pas en effet à longue échéance qui ne peut s'apprécier que par la comparaison d'une série de cas. Malheureusement on ne peut constater aucun effet

---

1. Autellet. Th. de Paris, 1871. *Action antipyrétique de l'alcool dans la fièvre typhoïde.*
2. Perrin. Art. alcool, *Dict. encyclop. des sciences méd.*

antipyrétique appréciable dans les observations dont nous parlons. Dans les cas où l'alcool est donné dès le premier jour, la température diminue graduellement. Dans ceux où l'on a attendu quelques jours, le tracé thermique ne subit aucune modification. On n'en peut donc rien conclure au point de l'action antithermique. MM. Fourrier (1), Kennedy (2) attribuent également à l'alcool cette vertu contre laquelle nous protestons. Il agit trop peu, s'il agit, sur la température, pour qu'on puisse le qualifier d'antipyrétique.

1. Fourrier. *An in Revue des Sciences méd.*
2. Kennedy. *Loc. cit.*

CHAPITRE VI

HYDROTHÉRAPIE

L'emploi de l'eau froide, sous une forme quelconque, dans le traitement des fièvres, remonte aux premiers temps de la médecine. Ce serait allonger inutilement notre travail que de reprendre l'historique de si haut. On peut avoir une idée complète de cette question en consultant : le livre de Lorain (1), une revue critique de M. Bordier (2), une autre de M. Huchard (3), et quelques thèses de la faculté (4). Pour bien poser la vaste question que nous abordons ici, il est cependant nécessaire de jeter un coup d'œil rapide sur les travaux de ces vingt dernières années.

Les efforts de Currie, ses travaux n'étaient pas restés stériles, et, dans la première moitié du siècle, l'hydrothérapie de la fièvre n'était abandonnée en aucun pays. Mais il n'en est pas moins vrai que, de la publication du premier livre de Brand (5) (1861) date une ère nouvelle pour l'hydrothérapie des fièvres. Liebermeister (6), lui-même, fait remarquer que ce livre n'est pas exempt de partialité et d'exagération, que c'est plutôt l'exposition des convictions de l'auteur qu'une démonstration scientifique des faits avancés. Le livre de Brand n'en fut pas moins le

1. Lorain, *loco cit.*
2. Bordier. *Journal de thérapeutique* 1874.
3. Huchard, *Union médicale* 1876.
4. Th. Labatt. de Lambert, Paris 1870. Th. Renaut, Paris 1877.
5. E. Brand. *Die hydrotherapie des Typhus.* Stettin 1861.
6. Liebermeister, *Pathologie und Therapie des Fiebers* 1875.

point de départ, l'occasion d'un grand nombre de travaux moins
subjectifs, et d'une réelle valeur particulièrement en Allemagne.

L'audace de Brand a presque immédiatement été dépassée par
celle de Bartels et Jürgensen, à Kiel (1866). Jusqu'à cette époque,
Liebermeister n'osait employer le bain plus d'une fois par jour.
Ces essais de « casse-cou » suivis de résultats favorables, l'enga-
gèrent à être moins timide. C'est à lui qu'on doit les recherches
les plus importantes sur le mode d'action de l'eau froide. La
balnéation froide se répandit rapidement en Allemagne, et paraît
y avoir donné des résultats réellement supérieurs, en ce qui concerne la fièvre typhoïde. Nous aurons occasion de citer plus
loin les auteurs qui se sont occupés de la question. Nous ne
reproduirons donc pas leurs noms ici. La seconde édition du
livre de Brand parue en 1878, sauf quelques concessions à ses
contradicteurs, est passible des mêmes reproches que Liebermeister adressait à la première. Nous aurons à y puiser des
renseignements statistiques très étendus. A cette époque la balnéation était la pratique habituelle des cliniciens de l'Allemagne,
et actuellement elle est encore en faveur dans ce pays, en Autriche et en Russie (1). Les autres moyens hydrothérapiques,
lotions, affusions, sont depuis longtemps dans la pratique en
France. En revanche, depuis 1876, la balnéation méthodique
paraît complètement abandonnée à Paris, pour ce qui concerne
la fièvre typhoïde. Nous nous proposerons donc surtout de re-
chercher si cette réprobation est juste. Rien n'est plus complexe
que la question que nous avons à envisager, surtout si l'on
songe que nous sommes loin de posséder toutes les notions suffisantes pour juger de l'action de l'eau à diverses températures
sur le corps humain.

C'est pour cela, dit Lorain, que la méthode des bains, des
affusions froides ou chaudes, qui contient en germe un puissant
moyen thérapeutique, bien des fois remis en honneur, a souvent

1. Botkin. La fièvre 1872.

fini par échouer, « et qu'elle n'entrera définitivement dans la pratique que quand, scientifiquement, on aura réussi à dégager ses indications, à mesurer ses effets. » Tous les desiderata ne sont pas remplis sans doute aujourd'hui, mais on peut avec fruit, à notre sens, résumer l'état de la question.

Et, de fait, les conclusions pratiques qu'on en pourra tirer n'auront pas un degré de certitude inférieur à celui des notions qui dictent l'emploi de bien des médicaments. Quand on parle d'hydrotérapie dans le traitement de la fièvre typhoïde, c'est toujours de l'eau à une température inférieure à 37° qu'il s'agit. Mais, dans l'échelle qui va de 0° à 37° il y a des divisions établies. Malheureusement chaque auteur a fixé à sa manière le nombre des degrés qui doivent correspondre aux dénominations de bain froid, frais, tiède. La classification de Fleury, qui repose sur l'effet physiologique, nous paraît prématurée. D'ailleurs il est difficile, sinon impossible, d'établir une démarcation bien tranchée entre les bains de diverses températures. Nous n'en adopterons donc aucune, d'une façon absolue, et nous prendrons soin d'indiquer toujours exactement la température du bain dont nous étudierons l'effet.

Cette manière sera plus précise. Cependant, quand quelquefois il faudra généraliser, et souvent pour abréger, nous emploierons les expressions de bains froids, très froids ou tièdes. Il faudra se reporter d'une façon conventionnelle, à la classification de Rostan, qui est celle-ci un peu modifiée.

Bains très froids...   de 0°   à 12°,5 centigr.
Bains froids........   de 12°,5 à 25°
Bains tièdes ....   de 25°   à 37°,5

Nous répétons que la division est arbitraire, mais elle simplifiera l'exposé ultérieur. Ces divisions sont évidemment applicables à l'eau sous toutes ses formes, lotions, affusions, etc,

Nous étudierons successivement ;

1° L'action de l'eau sur l'homme sain ;

2° L'action de l'eau sur le fiévreux, en particulier dans la fièvre typhoïde ;

3° Les résultats obtenus ;

4° L'opportunité et les indications de la médication balnéaire.

§ 1. — ACTION DE L'EAU SUR L'HOMME SAIN.

Nous examinerons successivement l'influence de l'eau froide sur la circulation et sur la température du corps.

A. — *Influence sur la circulation.*

Cette influence varie suivant qu'il s'agit d'applications locales ou d'applications générales du froid.

Les applications locales du froid, indépendamment de l'action sur la sensibilité, produisent une anémie locale due à l'action directe sur les vaisseaux. Mais le système nerveux est aussi influencé, ainsi que le montrent les curieuses expériences de Winternitz, relatées dans la thèse de M. Labadie-Lagrave (1). L'application de compresses glacées sur l'avant-bras produit un rétrécissement, appréciable au sphygmographe, de l'artère radiale.

Mais le même effet se produit si l'on applique pendant deux minutes un morceau de glace sur la gouttière du nerf cubital. Il y a donc ici une action réflexe amenant la vaso-constriction dans un département vasculaire voisin. Cet effet, chose plus curieuse, peut se produire à une plus grande distance. Ainsi, dans les expériences du même auteur, l'application du froid sur le trajet des carotides, produit un abaissement de température dans le conduit auditif externe. L'application d'un froid

1. Labadie-Lagrave, *Du froid en thérapeutique.* Th. agrég, 1878.

intense (8° à 10°) sur les extrémités inférieures fait de même baisser cette température, et probablement produit une constriction des vaisseaux de l'encéphale. Les expériences faites avec le plecthysmographe ont de plus démontré que cette constriction artérielle est bien réelle et qu'il s'ensuit une diminution du volume de la partie. Ainsi, les applications locales du froid produisent, non seulement sur le département vasculaire voisin, mais quelquefois à distance une constriction vasculaire avec diminution de l'apport du sang et refroidissement. Winternitz pense qu'il existe des lieux d'élection dont l'excitation par le froid peut produire la contraction vasculaire d'un département déterminé. Mais les lois de cette action sont loin d'être connues. Ce n'est pas tout. L'application locale du froid sur l'avant-bras, par exemple, amène le refroidissement de cette partie, et l'augmentation de la température, par afflux sanguin plus considérable, dans l'aisselle. Cela se comprend. Mais il y a plus. La constriction vasculaire, produite par le froid, amènerait à chaque instant un changement dans la pression sanguine, si au même moment, il ne se faisait une dilatation vasculaire compensatrice. Or c'est ce qui paraît se produire. Un bain de siège froid produit une augmentation de volume du bras (exp. de Winternitz). Il est très probable que la dilatation des vaisseaux abdominaux doit souvent servir de réservoir, mais peut-être pas dans ce dernier cas.

Dans le bain froid, il se produit une contriction périphérique générale. Il est donc bien probable qu'il se produit une dilatation compensatrice des vaisseaux des organes internes. Et si elle a lieu chez l'homme sain, elle doit se produire aussi chez le fiévreux. Nous ne savons pas malheureusement dans quelle mesure elle se produit, et c'est là l'écueil de la balnéation dans la fièvre.

Nous en avons assez dit pour montrer combien sont complexes les effets du froid sur les circulations locales ; ajoutons cependant, qu'à chaque constriction succède une dilatation quand l'action du froid a cessé. Il faudrait pouvoir tenir compte de tous ces effets locaux ou à distance, dans l'appréciation des effets de l'eau froide. Mais il y a là encore bien des recherches à faire.

B. — *Influence sur la température.*

Nous serons bref sur ce point. Nous savons que l'homme sain résiste au refroidissement, et maintient, dans une certaine mesure sa température constante. Les procédés hydrothérapiques, qui sont employés dans la fièvre, agissent très peu sur la température générale de l'homme sain. Les variations que l'on peut observer dans les températures axillaire ou sublinguale, ne sont peut-être que des conséquences des modifications circulatoires. Ainsi Winternitz a trouvé que le bain de siège froid fait monter la température de l'aisselle.

Foltz (1) a montré que le lavement froid produit un abaissement de la température axillaire inversement proportionnel à la température de l'eau. MM. Fournier (2) et Barthé (3) ont constaté un abaissement de quelques dixièmes de la température sublinguale avec des bains tièdes de durée prolongée. Le maximum d'abaissement thermique, se produit généralement après la sortie du bain, les variations sont insignifiantes, tant que la régulation de la chaleur se fait normalement.

§ 2. — ACTION DE L'EAU SUR LES TYPHIQUES.

A. — *Action des bains sur la fièvre.*

Les soustractions de chaleur que l'on peut opérer sur les fiévreux, à l'aide des bains, sont beaucoup plus considérables.

1. Föltz. Lyon médical 1875.
2. Fournier. Th. Paris 1872
3. Barthé. Th. Montpellier 1872.

Prenons le cas d'un bain froid, de 18 à 20°, celui qui a été le plus communément employé. Voici ce qu'on observe le plus souvent, si le bain a duré de 10 à 15 minutes. Immédiatement après, la température axillaire est abaissée de 3 à 4° c; la température rectacle de 1° à 1° 5 seulement. On comprend cette différence. L'action de l'eau sur la périphérie du corps produit une contraction de tous les vaisseaux superficiels et probablement un refoulement du sang à l'intérieur. Quelquefois la température rectale n'a pas varié, et c'est seulement une demi-heure après la sortie du bain qu'on la voit descendre. En même temps alors la température axillaire remonte au point de se trouver, à un moment donné, supérieure à celle du rectum. L'équilibre tend ensuite à se faire ; à la contraction périphérique succède une dilatation.

Il résulte de là que, pour juger de l'effet d'un bain sur la température du corps, il faut prendre la température rectale une demi-heure après la sortie du bain. D'après Fiedler et Harstenstein (1), on obtiendrait la température profonde en mesurant celle de l'aisselle, une demi-heure à trois quarts d'heure après la sortie du bain, et en retranchant 0°,6, à 1 centigrade. La température axillaire serait encore surélevée à ce moment par la dilation paralytique qui succède à la contraction des vaisseaux.

La durée de l'abaissement thermique est variable, mais il faut en général trois heures pour que le thermomètre soit remonté au niveau primitif, quelquefois moins. Sur 1960 bains froids, dans 380 cas, la température était remontée à sa hauteur primitive deux heures après (Lichstenstern) (2). Ce sont là des évaluations générales.

L'intensité et la durée de la réfrigération peuvent en effet varier suivant de nombreuses circonstances. Elles changent sui-

1. Cités par Bernheim. *Leçons de clinique médicale.*
2. Cité par Liebermeister (Pathologie de Ziemssen).

vant les âges ; c'est ainsi que l'enfant est beaucoup plus facile à
refroidir, en raison de la petite masse du corps par rapport à
la surface.

Il existe des variations analogues suivant le poids du corps.
L'obésité, la présence d'un pannicule adipeux entravent la réfrigération. C'est pourquoi Liebermeister pense que le bain
réfrigère moins la femme que l'homme. Enfin, d'après M. Homolle (1), M. Potain aurait fait des recherches précises qui lui
permettaient d'avancer que chaque individu réagit à sa manière
contre la réfrigération.

C'est dire qu'il y a des causes de variations individuelles qui
nous échappent. Ce n'est pas tout encore; il faut considérer le
milieu et la maladie. C'est ainsi que la réfrigération chez les
typhiques est inégale suivant les heures de la journée. Ziemssen
indique comme les moments où le refroidissement est de plus
longue durée, les heures suivantes : 7 heures du soir ; de 5 à 8
heures du matin, et de midi à 2 heures.

La température du bain et sa durée ont surtout une importance considérable au point de vue de la variation des résultats.
La soustraction de chaleur est, toutes choses égales d'ailleurs,
proportionnelle à l'abaissement de la température du bain, la
durée de la réfrigération à la durée du bain. La gravité de la
maladie, la période où se trouve le malade doivent être aussi
prises en considération. Brand lui-même admet qu'au début
l'effet antithermique est plus difficilement obtenu, et qu'il l'est
d'autant plus que le cas est plus grave. A. Schmid (2), analy-
sant 62 observations très attentivement prises, arrive aux conclusions suivantes : l'effet antithermique moyen, dans les cas
légers, varie entre 2° et 2°,5, dans les cas graves, entre 1°,5 et
2° ; l'effet des bains est aussi plus durable dans les cas légers.

Voilà, d'une manière générale, quelle est l'action du bain

1. Homolle. *Revue des sciences médicales*, 1878. *Revue critique.*
2. A. Schmid. *Deutsch arch. für klinische medicin.* 1874.

froid sur la température fébrile. Mais il faut pénétrer plus avant daus le mécanisme de cette réfrigération, et pour cela examiner comparativement la perte de chaleur dans un bain froid, et la production de calorique. Cette étude est surtout l'œuvre de Liebermeister (1). Bien que ses recherches soient déjà reproduites dans le livre de Lorrain et dans les cliniques de Bernheim, nous résumerons brièvement les points principaux de sa démonstration.

Pendant la durée d'un bain modérément froid, le fiévreux, en vertu de son pouvoir régulateur, lutte contre la déperdition, et il peut se faire qu'à la fin du bain, la température rectale, c'est-à-dire profonde, ne se soit pas modifiée. Pendant ce temps la production de calorique a augmenté considérablement pour faire face à la déperdition. Mais, sous l'influence d'une réfrigération plus intense, la régulation peut être momentanément vaincue, et à la fin du bain même, la température rectale s'abaisse. L'effet antithermique est obtenu de prime abord. De plus, dans les deux cas, quand, à la suite de la réfrigération du sang de la périphérie, la température s'égalise sur tous les points du corps, le sang de l'intérieur subit à son tour un refroidissement. Voilà un second effet utile, obtenu, il est vrai, au prix d'une production exagérée de calorique pendant la durée du bain. L'abaissement thermique qui suit le bain dure une demi-heure à trois quarts d'heure. Bientôt après la température remonte, et en deux ou trois heures a atteint son niveau primitif. Mais, pendant le temps où l'ascension se produit, Liebermeister lui-même a démontré que la production de calorique est beaucoup plus considérable que si la température se maintenait, sans variation, à un degré élevé, dans le même espace de temps. On pourrait donc croire qu'en totalité, pendant cette période, la production de calorique a été bien supérieure à la quantité de chaleur soustraite, et qu'en somme la combustion fébrile a été augmentée.

1. Liebermeister. *Pathologie und therapie des Fiebers.* 1875.

Mais les choses ne se passent pas absolument ainsi. La persis-
-tance de l'abaissement de température produit par le bain n'est
pas une simple affaire de nivellement de chaleur. Il y a autre
chose : il y a, pendant tout ce temps, une *diminution* de la
production, qui paraît compenser, et au delà, l'augmentation
précédente et l'augmentation suivante. Schrôder (1) a étudié,
pendant toute la durée de ce qu'on pourrait appeler une période
balnéaire, l'élimination de l'acide carbonique. Il a trouvé que,
cinq à dix minutes après le bain froid, l'élimination de l'acide
carbonique était plus grande qu'avant le bain ; qu'ensuite
l'exhalation tombait à un chiffre inférieur au chiffre trouvé
avant le bain, et que le maximum de diminution se trouvait être
une demi-heure après. A partir de ce moment, l'exhalation
remonte parallèlement à la température. Schrôder (2) donne
même les chiffres suivants : l'homme sain exhale 720 à 750 gr.
de CO^2 en vingt-quatre heures ; sans bains, un typhique en
rend 829 gr. ; traité par les bains il n'exhale que 772 gr. Ces
chiffres mériteraient évidemment confirmation.

Quoi qu'il en soit de cette évaluation absolue, il n'en reste
pas moins acquis que le premier effet d'un bain froid est de
rompre le cycle thermique. Cette rupture passagère de la
régulation, infiniment plus facile et plus marquée chez le fébri-
cilant que chez l'homme sain, entraîne une augmentation dans
la production du calorique pendant le bain, et au moment où la
température remonte, augmentation qui peut être considérée
comme compensée (peut-être au delà) par la dépression de la
production dans la demi-heure qui suit le bain.

Voilà, d'après Liebermeister, quel est l'effet antithermique
qu'il faut attendre des bains. Cet effet est complexe, comme il
le fait remarquer, et il est nécessaire de le bien connaître pour

1. Cité par Liebermeister.
2. Cité par Brand. *In die Wasserbehandlung der typhöden fieber*
1877.

les mettre à profit. Le plus grand obstacle est la persistance de
la régulation de la chaleur pour un degré élevé. D'où la nécessité de renouveler les bains aussi souvent qu'il est nécessaire,
comme le faisait déjà Currie. De plus, pour obtenir un abaissement thermique immédiat, et non pas seulement un effet posté-
rieur, il faut opérer des réfrigérations intenses (1).

Nous venons d'envisager d'une manière générale l'action du
bain froid sur la fièvre. Nous serons bref en ce qui concerne les
bains tièdes. Au point de vue de la soustraction de chaleur, il
n'y a de différences que dans le degré. Il est généralement
admis que, pour ces bains, la chute thermique est moindre.
Elle est de 0°,7 à 2° au plus, et cet effet est très temporaire.
Mais si on les prolonge au-delà de la durée habituelle des bains
froids (10 à 15'), on peut obtenir des effets plus grands et plus
durables, égaux à ceux des bains froids. Les recherches de
Lasègue et Souplet (sur des phthisiques), celles de Ziemssen,
Obernier, Wahl, Schutzenberger et ses élèves Samuel et Barthé
l'ont démontré. M. Beaumetz (2) en a vérifié l'exactitude. Nous
répétons qu'il s'agit seulement ici de l'effet antithermique.

Nous en avons assez dit pour montrer que théoriquement le
bain froid ou tiède est un moyen antithermique, parfaitement
acceptable, et pouvant produire de sérieux effets, à condition
qu'il soit suffisamment renouvelé. Nous devons maintenant montrer l'action directe ou indirecte qu'on a observée par son emploi
sur les symptômes ordinaires de la fièvre typhoïde.

B. — *Action des bains sur les symptômes typhiques.*

Le premier effet que l'on observe quand on plonge un fébricitant dans un bain à 20°, est une sorte de choc ; le malade fait
effort pour sortir du bain, il tremble, présente de l'horripilation,

1. Liebermeister, *loc. cit.*
2. Dujardin-Beaumetz. *Bulletin de thérapeutique,* 1874.

le pouls est petit et fréquent, la respiration haletante. Mais bientôt, s'il était auparavant dans le délire ou la stupeur, il revient à lui. Au bout d'un temps variable, 7 à 13 minutes, il se produit un frisson intense, le malade rejette par la toux quelques mucosités bronchiques. Quand on le fait sortir, il peut se soutenir seul au bras de l'infirmier, mais il est grelottant, violet, offre un aspect piteux (1). Il achève ensuite son frisson dans son lit, après quoi il reste dans un état de mieux manifeste. Au bout d'une série de bains, la sécheresse de la langue disparaît, les symptômes nerveux s'apaisent ; il ne reste que le météorisme et la tuméfaction de la rate. D'après Brand et Glénard, on voit survenir au bout de quelques jours un appétit vorace, mais ce fait n'a pas été noté par tous les observateurs (Bernheim). Si l'on en croyait Brand, la symptomatologie de la fièvre typhoïde deviendrait un vain mot par la balnéation.

Cette assertion est évidemment exagérée. Mais ce qu'il y a de certain c'est l'action favorable qu'elle exerce sur les phénomènes nerveux, et tous les observateurs sont d'accord sur ce point. Même en France, tous ceux qui ont eu recours aux bains froids, sont unanimes à reconnaître ces effets surprenants. La sédation nerveuse, le calme de la respiration, la disparition momentanée du dicrotisme du pouls, son ralentissement, ont été affirmés par Raynaud (2), Bernheim (3), Béhier (4). M. le professeur Peter (5) lui-même, l'adversaire des bains froids, ne nie pas leur action sur le système nerveux. On ne peut évidemment croire, avec Liebermeister, que de l'effet antithermique dérive uniquement l'euphorie générale qu'ils produisent. De même que la fièvre n'est pas l'unique facteur des symptômes typhiques, de même leur disparition ne peut pas être due uniquement à l'abaisse-

1. Glénard, *Lyon médical*, 1873.
2. Raynaud. *France médicale*, 1876-77.
3. Bernheim, *loc. cit.*
4. Béhier. *Bulletin de thérap.*
5. *Union médicale* 1877. Les bains froids coup sur coup.

ment de température. Il faut donc admettre que les bains froids agissent, par un mécanisme inconnu, sur les symptômes nerveux du typhus.

Quant à leur effet sur la fièvre, nous le qualifierions, avec Liebermeister, d'effet antithermique, plutôt que d'effet antipyrétique. Nous avons vu, en effet, que la production de chaleur est peut-être diminuée par les bains d'une façon absolue, mais que l'effet principal est de tenir la température abaissée pendant un certain temps. Il vaut donc mieux réserver la qualification d'antipyrétiques aux agents médicamenteux qui semblent agir plus directement sur la production du calorique.

Un mot maintenant sur l'action correspondante des bains tièdes.

De même que sur la température, il faut une durée plus longue pour produire les mêmes effets sur le système nerveux. Ils sont moins pénibles pour le malade, mais nombre d'auteurs, Bertomier, Thery sont d'accord pour reconnaître qu'ils sont débilitants. Leur infériorité à tous égards ne saurait donc être compensée, sans inconvénients, par une prolongation de durée.

C. — *Action générale des autres moyens hydrothérapiques.*

Les lotions froides, de 3 à 5 minutes de durée, produisent un très faible abaissement de température, mais exercent une sédation nerveuse manifeste, sans choc violent.

Les enveloppements froids, à température égale, exigent deux fois plus de temps que le bain pour produire le même effet (Liebermeister).

Les affusions froides et même glacées ont un effet antithermique; mais leur action sur le système nerveux est bien plus énergique.

Les lavements froids pourraient être comparés aux lotions pour leur action sur la température, mais ne paraissent pas avoir leur valeur en ce qui concerne l'action sur le système nerveux.

Nous relevons, comme comparaison, les chiffres suivants donnés par Liebermeister ; ils indiquent en calories les soustractions de chaleur produites.

Poids du corps.	Temp. du bain.	5′	10′	Perte de chaleur après				
				15′	20′	30′	45′	60′
75 kil ...	20°	122	165	192	208	234		
	28°,1	33	44	50	32	56	56	
55 kil ...	21°,5	75	101	121	133	150		
	31°,8	11	21	20	24	26	18	30

Voici quelques-uns des chiffres qu'il donne pour les affusions :

Poids du corps.	Temp. de l'eau.	Durée	Quant. d'eau employée.	Chaleur soustraite.	Abaiss. de la temp. axil.
40 kil ...	23°,3	10′	38	62	0°,8
	21°,17	5′,1/4	46	76	1°,3
	23°,6	5′	56	52	1°,35

Il s'agit, dans ces calculs, de malades atteints de fièvre typhoïde.

Bien que nos connaissances ne soient pas encore complètes sur l'action du froid dans la fièvre, on voit, par cet exposé général, qu'il est cependant possible de choisir, parmi les modes d'emploi de l'eau, celui qui peut le mieux s'adapter à l'effet que l'on veut produire. Mais la première condition, pour que le froid ne soit pas nuisible, est que l'organisme ait la force de produire la réaction. Il faut qu'à la constriction périphérique succède la dilatation vasculaire, et que le nivellement de la chaleur puisse se produire, sous peine de voir le malade tomber dans le collapsus.

C'est là un point très important à surveiller, et qui fait des moyens hydrothérapiques des procédés délicats à manier. Aussi signalons-nous ce point dès le début.

§ 3. — EMPLOI DE L'HYDROTHÉRAPIE. RÉSULTATS.

Les divers procédés hydrothérapiques ont été tous plus ou moins employés dans le traitement de la fièvre typhoïde. Nous essaierons, dans ce chapitre, de mettre en relief les résultats obtenus, les avantages et les inconvénients de chaque méthode. Nous nous attacherons particulièrement à la question des bains, la plus discutée en France. La longueur de notre sujet nous obligera d'être bref sur les autres méthodes hydrothérapiques. Pour ce qui regarde leur technique, nous renverrons à l'excellente revue de M. Homolle (1). Nous ne ferons qu'indiquer leurs résultats, et c'est par là que nous commencerons pour entrer ensuite avec de plus grands détails dans la question des bains.

A. — *Lotions froides.*

C'est la pratique la plus fréquemment usitée dans les hôpitaux de Paris. Au point de vue antithermique, elle ne produit de résultats sérieux, que si les lotions sont suffisamment renouvelées, de 4 à 7 et 8 fois par jour. Elles exercent sur les phénomènes nerveux une influence favorable, et on ne leur a reproché jusqu'ici aucun inconvénient sérieux. On ne peut leur refuser de plus l'avantage de donner au malade un bien être qui les lui fait réclamer souvent spontanément. Les lotions font partie intégrante de la médication systématique que M. Jaccoud emploie contre la fièvre typhoïde. Nous en rapprochons ici, pour mémoire, tous les éléments :

1° Pour répondre à l'indication fournie par l'adynamie : nourrir le plus possible le fièvreux ; lait, bouillon, au moins 250 grammes de Bordeaux, par 24 heures. Médication alcooli-

1. Homolle, *loco citato.*

que ; variété dans les doses suivant les cas (de 30 à 80 gr. d'eau-de-vie et 3 à 4 gr. d'extrait de quinquina).

2° Lotions vinaigrées, jusqu'à 6 à 8 par jour ; au bout de quelques jours, si la température ne baisse pas : Bromhydrate de quinine 2 grammes coup sur coup, jamais deux jours de suite (1).

3° Contre le catarrhe pulmonaire, ventouses sèches matin et soir.

Cet ensemble de moyens, appliqué dès le début, nous paraît convenir à une grande catégorie de fièvres typhoïdes, particulièrement aux formes communes, de gravité moyenne. Les résultats de M. Jaccoud ont été supérieurs à la moyenne, mais il arrive encore au chiffre de 16,72 pour 100 (2). Il est vrai que sa statistique ne porte alors que sur quelques années. Ajoutons qu'alors il n'employait pas si volontiers qu'aujourd'hui les antipyrétiques.

B. — Enveloppements.

Nous avons vu plus haut ce qu'on pourrait appeler leur équivalent antithermique.

Ils ont été souvent essayés ; c'est le moyen qu'employait déjà Leroy (de Béthune), mais on n'a pas d'études suivies sur leur action. C'est un procédé beaucoup plus délicat à manier que le précédent. L'expression plus ou moins complète du drap fait varier ses effets. Enfin, il faut, pour une séance convenable de drap mouillé, changer le malade de drap trois ou quatre fois. Cette pratique a été mise en usage par Liebermeister, quand la faiblesse cardiaque contreindiquait les bains froids. Mais de tous les moyens hydriatiques, c'est peut-être celui qui demande le plus de temps, le plus d'aides et le plus de soin. On a cherché

1. Jaccoud, Cours 1882.
2. Jaccoud, Cliniques de Lariboisière, 1873.

à y suppléer par des appareils, tels que la ceinture du docteur Clément (1), avec laquelle on peut graduer la vitesse du courant, la température de l'eau. M. Dumontpalier a fait des essais semblables.

Mais, dès qu'il faut un appareil spécial, l'hydrothérapie de la fièvre cesse d'être pratique.

C. — *Lavements froids.*

Nous avons déjà signalé les recherches de Foltz sur le lavement froid. Cette réfrigération locale ne peut guère prétendre qu'à un effet antithermique ; l'action directe sur le système nerveux est à peu près nulle. M. Foltz fait prendre des lavements à 10° et 15°, toutes les deux, trois ou quatre heures, en les éloignant si la température tombe. Le volume de l'eau administrée est proportionnel au poids du sujet. Il donne ainsi de trente à trois cents lavements par malade. Sa statistique (1 mort sur 27 cas) ne prouve évidemment rien : les chiffres sont trop peu considérables.

De plus il a employé quelquefois les bains et la digitale.

Les neuf faits de M. Boyer (2) ne prouvent pas davantage à tout lecteur qui voudra les parcourir attentivement.

Nous ne sommes étonné que d'une chose, c'est qu'un nombre aussi considérable de lavements ne provoque pas des diarrhées incoercibles, comme nous avons été à même de l'observer avec deux lavements par jour seulement. Enfin, si on a reproché au traitement balnéaire de nécessiter des mouvements fréquents du malade, nuisibles aux repos de l'intestin, ce reproche peut, à plus juste titre, être fait aux lavements froids souvent répétés.

Pour toutes ces raisons, nous les croyons inférieurs aux lotions, et, moins qu'elles, exempts d'inconvénients.

1. *Lyon médical*, 1878.
2. Boyer, Th. Paris 1875. Utilité comparée du bain froid et du lavement froid.

Nous n'examinerons pas ici la valeur des sachets de glace (1), des mélanges réfrigérants (2), du courant d'air froid (3), qui paraissent des essais outrés de réfrigérations.

D. — *Affusions froides.*

Ce moyen, employé souvent, et depuis longtemps, a une action spécialement favorable sur les troubles nerveux, et en particulier la stupeur. C'est un moyen puissant, qui dans des cas spéciaux où la dépression nerveuse domine, peut être utilement ajouté à d'autres moyens hydriatiques. Comme elles sont souvent adjointes aux bains, on nous permettra de n'y pas insister.

I. — *Bains.*

a. — Travaux allemands.

Brand, depuis la publication de son premier ouvrage, n'a pas abandonné la pratique qu'il avait adoptée à cette époque. Comme elle est bien connue, nous ne ferons que la rappeler : Bains de 10° à 20° de dix minutes de durée ; affusion glacée à l'entrée et à la sortie du bain ; massage dans le bain. Celui-ci doit être répété chaque fois que la température rectale remonte à 39°,5, c'est-à-dire toutes les trois heures environ, nuit et jour. Le malade, au sortir du bain, est replacé dans son lit, sans être essuyé, et enveloppé d'une couverture de laine l'hiver, d'un drap l'été ; on lui fait prendre un peu de bouillon chaud et une gorgée de vin. Il finit ainsi son frisson dans son lit. Les bains

1. Riegel.
2. Leube.
3. Miramont.

sont éloignés, si la température ne remonte pas aussi vite (1).
Le médecin de Stettin reste convaincu que, par ce moyen, on
est maître du processus typhique, pourvu que le traitement soit
commencé au troisième ou quatrième jour ; les symptômes sont
réduits au minimum, les complications absentes, la durée diminuée ; les forces sont si bien conservées qu'il n'y a pas de
convalescence. Il n'existe donc pas de contre-indication. Cependant, il a, comme d'autres, trouvé des cas d'intolérance (hys-
térie) ; alors il commence par les bains tièdes. La seule con-
cession qu'il fasse est d'abandonner l'épithète de spécifique
primitivement attribuée à sa méthode (2). Nous ne discuterons
pas la théorie qu'il avait primitivement donnée (3) ; il comparait
la fièvre typhoïde à la fermentation de l'orge germée sous l'influence de la levûre, qui se fait avec une bien plus grande
énergie à une haute température qu'à une température basse.
Aucun auteur, en France, si ce n'est Glénard, n'a accepté les
prétentions de Brand, et de nombreux faits sont venus les
contredire. Mais son enthousiasme a été partagé en Allemagne, en particulier par Gerhard de Würtzbourg, Schotz
de Brême, Otto Barth, Andresen, pour ne citer que ses plus ar-
dents imitateurs. Il faut dire que, si l'on va au fond des choses,
Brand ne promet en réalité pas autant qu'il le paraît. Les résultats sont loin d'être aussi bons dans le typhus dégénéré. Or, ce
qu'il appelle fièvre typhoïde dégénérée n'est autre chose que
l'adjonction d'une complication. Il est vrai, que, d'après lui le typhus traité dès le début ne dégénère jamais. Même dans les dégénérations du reste, dit-il (4), la médication hydriatique est
encore plus indiquée, parceque le malade a plus de chances de
guérir que par toute autre. Seulement il faut la modifier suivant

1. V. pour les détails techniques de la balnéation : la revue déjà citée
de Homolle, et le mémoire de Glénard. Lyon méd. 1873.
2. Brand. Die Wasserbehandlung der typhosen fiebers. 1878.
3. Glénard. Lyon méd. 1873.
4. Brand. *loc. cit.*

l'état du système nerveux, la capacité de réaction du malade. Un traitement énergique n'est plus ici de mise, et, c'est au bain tiède progressivement rafraîchi qu'il faut avoir recours d'abord.

Si les symptômes deviennent plus graves, un bain à 32° très court, avec affusion glacée, après avoir fait raser les cheveux, est préférable. Enfin il conseille les alcooliques, les stimulants. C'est plutôt la révulsion produite par l'eau froide qu'il cherche, que l'effet antithermique.

Il ne connaît plus d'objections : une seule lui paraît mériter les honneurs de la discussion ; c'est celle qui concerne les complications pulmonaires. Il cherche à résoudre les trois questions suivantes.

1° Le nombre des affections pulmonaires graves est-il augmenté par le traitement hydriatique ?

a. — Catarrhe pulmonaire.

La bronchite est un des symptômes de la fièvre typhoïde que les bains n'empêchent pas, Brand le reconnaît lui-même. D'après Ziemssen, le catarrhe persiste quelquefois, est assez souvent diminué, mais fréquemment aussi il augmente, sans cependant avoir de suites graves. Hagenbach trouve, par le traitement hydriatique, un nombre moins considérable de catarrhes violents.

	Traitement hydriatique	Trait. méd.
Aucun phénomène pulm............	39 0/0	24 0/0
Catarrhe léger......................	29 —	22 —
Catarrhe intense....................	13 —	25 —

Scholtz, Stecher, Heubner, Stöhr pensent que la bronchite serait plutôt favorablement influencée par les bains, qui favorisent l'expectoration.

b. — Pneumonie hypostatique.

Ziemssen croit également que la balnéation diminue l'hypostase, à cause du changement fréquent de position du malade, et aussi parce que les bains ont pour effet de conserver à la muqueuse bronchique son impressionnabilité, et de faciliter les crachats.

Le tableau suivant semblerait indiquer que la pneumonie hypostatique est en effet moins fréquente par les bains. (Indurations pulmonaires).

Hagenbach (enfants) .	15 %
Iürgensen	11,8 %
Schultze	5,8 %
Scholtz	5,6 %
Stecher	4,8 %
Stohr	3,3 %
Cayla	5,0 %
Moyenne . . .	7,2 %

Braud oppose ce résultat au chiffre de 20 % donné par Hagenbach comme moyenne, pour les cas traités par d'autres méthodes. Comme le fait remarquer M. Homolle, ce chiffre peut être regardé, à bon droit, comme trop élevé.

2° Les affections pulmonaires sont-elles aggravées par l'eau froide? Brand se refuse à le croire et s'appuie sur son expérience et sur l'opinion des mêmes auteurs.

3° Faut-il employer les bains, s'il survient une affection pulmonaire?

La réponse de Brand est affirmative, sauf pour la pneumonie de la convalescence.

Nous ne suivrons pas plus loin sa discussion. Ce qu'il cherche à prouver relativement à la bronchite et à l'hypostase repose sur des appréciations sérieuses et sur des faits. Mais il n'en est plus de même pour la troisième question, où il parle de la pneumonie non hypostatique. Il se sert d'arguments tels que ceux-ci : « comme dans le typhus dégénéré il y a de la fièvre, le malade ne peut se refroidir. » Ce que Iürgensen dit d'une manière plus aphoristique : « celui qui a la fièvre ne se refroidit pas. »

Ce sont évidemment là des raisons inacceptables.

Ziemssen (1), on le sait, a adopté une pratique un peu différente de celle de Brand. Il préfère le bain à température décroissante au bain froid d'emblée. La température initiale du bain doit être, d'après-lui, inférieure de 5 à 6° à celle du malade, et abaissée jusqu'à 20°. Ce n'est que lorsqu'il croît le malade très résistant qu'il donne d'emblée le bain à 20°. Au point de vue antithermique, il faut au bain refroidi une durée double de celle du bain froid pour produire le même effet. D'après Ziemssen la durée de l'abaissement serait plus longue, Il ne commence la balnéation que quand la température rectale atteint 40°. On voit que sa préoccupation a été d'éviter le choc trop brusque du bain, et de tâter la susceptibilité réactionnelle du malade. Il admet du reste des contre indications : entérorrhagie, épistaxis abondante, perforation, accidents méningitiques, crainte excessive du froid.

Si Bartels et Iürgensen, et nombre d'autres éminents praticiens de l'Allemagne, n'ont pas craint de suivre la voie de Brand, nous trouvons déjà avec Ziemssen une pratique moins absolue et l'indication des cas où la méthode doit être rejetée.

Arrivons à Liebermeister (2).

De ses études sur la fièvre, il avait conclu que rien ne peut remplacer la température du bain. Aussi, dès le début il employait des bains à 20° et même moins, mais d'une durée très courte ; il raccourcissait encore cette durée chez les malades un peu faibles. Chez les sujets très affaiblis, il donnait des bains à 24° contrôlant sans cesse la théorie par la pratique, il a perfectionné peu à peu sa méthode en y associant divers médicaments antipyrétiques.

1. Revue de Homolle. *Revue critique de* Lasègue, archives 1872.
2. *Pathologie de Ziemssen et Traité des fièvres.*

Voici la formule à laquelle il s'est arrêté dans ses dernières publications. Quand le malade entre avant le neuvième jour, il administre d'abord deux à quatre doses de 0,50 de calomel, et le lendemain une à deux doses semblables. A partir de l'admission, il fait mesurer la température toutes les deux heures, et toutes les fois qu'elle dépasse 39°,5 dans le rectum, il fait administrer un bain de 20°, de 10' de durée. Si l'intensité de la fièvre exige plus de six bains par jour, il donne le deuxième soir 1 gr. 50 à 2 gr. 50 de sulfate de quinine. Souvent alors la température se modifie de manière à ce qu'aucun bain ne soit nécessaire pendant douze heures. On administre alors, quarante-huit heures après la première, une dose généralement moindre, mais quelquefois allant jusqu'à trois grammes, si dans l'intervalle la température remonte malgré l'administration des bains donnés suivant la règle énoncée plus haut. On répète la dose de quinine tous les deux soirs. Quelquefois il a recours, mais exceptionnellement à la digitale et à la vératrine. Il arrive, par ce moyen, à diminuer d'une façon notable le nombre des bains à administrer.

La statistique de Liebermeister est une des plus considérables qui aient été produites, et elle a d'autant plus de valeur qu'elle représente la pratique du même médecin dans la même ville de 1843 à à 1874. Elle a été reproduite déjà plusieurs fois dans des travaux français (1). Nous la reproduisons ici.

Médication expectante symptomatique.

Années	Malades	Morts	Mortalité %
1843—53	444	135	30,4 %
1854—59	643	172	26,7
1860—64	631	162	25,7
	1718	469	27,3 %

1. Th. Labadie-Lagrave. Bernheim. Cliniques.

Médication antipyrétique incomplète.

Années	Malades	Morts	Mortalité %
Janv. 1865-sept. 1866	982	159	16,2 %

Dans les années suivantes, il arrive peu à peu au traitement que nous avons indiqué.

Sept. 66 fin 67	339	33	9,7 %
1868	181	11	6,1
1869	186	10	5,4
1870	139	10	7,2
1871	123	15	12,2
1872	153	13	8,5
1873	163	17	10,4
1874	200	21	10,5
	1483	130	8,8 %

Ces résultats de l'hôpital de Bâle sont certainement remarquables. Liebermeister fait observer que les quinze décès de l'année 1871 étaient des soldats français, dont quelques-uns étaient arrivés mourants, ce qui nous fait croire qu'il n'y a eu aucune défalcation. Il fait en outre remarquer que ces statistiques ne peuvent être exactement comparées, en ce sens qu'avant 1865, l'acceptation du mot typhus était plus étroite que maintenant. On n'y comprenait pas les cas légers. En défalquant ces cas dans le dernier groupe statistique, il resterait, d'après lui : 850 à 900 malades avec 92 morts, c'est-à-dire 10 à 11 %.

Liebermeister n'admet, comme contre-indication au traitement balnéaire, ni les hémorrhagies intestinales, ni la grossesse, ni les affections pulmonaires. En ce qui concerne l'entérorrhagie, il croit que c'est le transport du malade qui est le plus nuisible. Les affections pulmonaires évolueraient plus simplement avec l'eau froide. La seule contre-indication importante, pour lui, est l'affaiblissement du cœur. S'il y a refroidissement externe avec élévation centrale de la température, il faut proscrire toute espèce de bains. Quand la faiblesse du cœur est moindre, on pourrait recourir à la méthode de Ziemssen. La métrorrhagie n'est une contre-indication, que s'il n'y a pas péril en la demeure (1).

Riess (2) emploie depuis quelque temps à Berlin le bain tiède permanent. Il donne des bains de 31 cent. avec fond de bain, et appui pour le malade.

Ordinairement le premier jour, le malade reste 24 heures consécutives dans la baignoire. Le second jour, on le retire dès qu'il est à 37°5 axillaire. On le plonge de nouveau dès qu'il atteint 38°,5 rectale.

Quelquefois il faut ajouter des affusions pour vaincre l'élévation thermique. Consécutivement les bains sont raccourcis et éloignés. D'après Riess, les effets seraient merveilleux ; du 7e au 15e jour, la température ne dépasse plus la normale. Sur les 48 malades ainsi traités, il n'a eu que 3 morts, dont 2, à vrai dire, par pneumonie.

Toutes les méthodes hydriatiques employées eu Allemagne dérivent plus ou moins de celles que nous venons d'exposer (Brand, Ziemssen, Liebermeister, Riess). Si d'ailleurs on ajoute la perforation intestinale aux contre-indications posées par Ziemssen et Liebermeister, ce sont, à de rares exceptions près, les seules qui aient été acceptées en Allemagne. Les bains forment toujours dans ce pays la base du traitement de la fièvre typhoïde, seulement on y joint généralement les antipyrétiques. Mon excellent collègue et ami Auvard, en ce moment à Dresde, a bien voulu me transmettre quelques détails de la pratique du Dr Fiedler, médecin en chef de l'hôpital de cette ville. Le calomel, les bains de Ziemssen, le sulfate de quinine sont associés dans sa médication.

1. *Pathologie und Therapie des fiebers*, 1875.
2. *Centralblatt fur die medicinischen Wissenchaften*, 1880.

C'est là, avec des variations dans les doses de calomel, la durée et la température des bains, la pratique courante au delà du Rhin.

b. — Travaux de l'École de Lyon

Si l'on excepte Strasbourg, c'est à Lyon que furent faits en France les premiers essais méthodiques de traitement balnéaire de la fièvre typhoïde. On sait que c'est à F. Glénard que l'on doit cette importation. Élève enthousiaste de Brand, il en a partagé et en partage encore toutes les espérances (1). Dans un premier mémoire (2), il a exposé la méthode de Stettin sans en négliger aucun détail : compresses froides sur le ventre en cas de météorisme; compresses froides sur le thorax en cas de complications thoraciques, sur le larynx et sur la tête en cas d'accidents dépendant de ces organes; fréquentes gorgées d'eau glacée à faire prendre au malade.

De même que Brand, il ne répond pas du typhus dégénéré. Ses premiers essais ont été assez heureux. Il a su faire passer sa conviction dans l'esprit de ses maîtres, et les essais se multiplièrent rapidement à Lyon. On installa même à l'Hôtel-Dieu des services spéciaux destinés au traitement des typhiques par les bains froids, services qui réunissaient à peu près les conditions nécessaires. Cependant les baignoires étaient installées dans des salles voisines, et n'étaient pas transportables auprès du lit des malades. En janvier 1874 (3), M. Glénard pouvait déjà présenter l'histoire de 53 typhiques traités strictement par la méthode de Brand, depuis le mois de juillet 1873. Un seul était mort, entré à l'hôpital le vingt-cinquième jour de la maladie. Ces divers malades avaient été soignés par MM. Soulier,

---

1. V. Glénard, *Lyon méd.* 1881.
2. *Lyon médical* 1873.
3. *Lyon médical*, 1874.

Français, Chavanne, Boucaud, Faivre, dont Glénard était l'interne. Onze appartenaient à la pratique privée de MM. Rondet et Grabinsky (Epid. de Curis, près Lyon). Cette série heureuse encouragea vivement les médecins lyonnais, qui tous furent frappés des remarquables effets de l'hydrothérapie. Mais ils purent constater que les complications n'étaient pas supprimées par la méthode. Il y en eut peu cependant ; deux syncopes légères dans le bain, une entérorrhagie, et enfin la première pneumonie franche survenue pendant la balnéation (Rondet et Grab.) M. E. Faivre (1), médecin de l'hôpital de la Croix-Rousse, est venu peu de temps après dire ce qu'il avait vu : la transformation extraordinaire de certains malades, sous l'influence des bains, particulièrement des ataxiques, les résurrections véritables qu'il avait observées. Il cite un second cas de pneumonie lobaire, mais guéri, comme le premier, par la continuation des bains. Notons encore un autre cas de sa pratique privée, où l'emphysème et la bronchite chronique forcèrent à suspendre le traitement.

Nous retrouverons cette contre-indication formulée par d'autres. Les essais furent continués, mais spécialement dans les cas graves qu'on dirigeait sur les deux services de l'Hôtel-Dieu réservés à cet usage (serv. Mayet et Chavanne). Toutefois les médecins de la Croix-Rousse et de la Charité travaillèrent aussi de leur côté.

M. Mayet (2) a donné un compte-rendu intéressant des cas traités dans son service spécialement réservé aux femmes. Il perdit 9 malades sur 52 cas traitées. Les formes adynamiques et surtout les ataxiques ont été très favorablement modifiées. Dans la forme hyperthermique simple, les résultats furent bons, mais la lecture des observations fait croire qu'il s'agissait de formes de moyenne gravité ; il n'y est pas signalé de plateau

---

1. *Lyon médical*, 1874.
2. Mayet et Weil. *Gaz. hebdom.* 1874.

dans la courbe thermique. On peut voir par l'énumération suivante que les complications n'ont pas fait défaut :

2 syncopes non mortelles dans le bain.
2 angines, 2 laryngites légères, 2 angines diphtériques.

D'une façon générale, la bronchite et la pneumonie hypostatique ont été plutôt favorablement modifiées par le traitement. Mais on voit apparaître des complications pulmonaires qui paraissent s'améliorer, si on cesse les bains, et s'aggraver, si on les continue :

2 apoplexies pulmonaires.
2 pneumonies lobaires, l'une guérie par la suspension des bains, l'autre passée à l'hépatisation grise, à la suite de la continuation des bains.
3 péritonites par perforation.

M. Mayet pense, en conséquence, que si les accidents pulmonaires ne s'améliorent pas immédiatement au bout de 1 à 2 jours, il faut suspendre les bains. Il faut agir de même si le bain provoque une dyspnée intense, la syncope ou le collapsus.

M. Chavanne (1) a communiqué aussi ses résultats au 1er juin 1874, il avait traité 36 malades avec 6 morts. Il a porté spécialement son attention sur les phénomènes pulmonaires : il croit que, s'ils apparaissent au début, il faut continuer le traitement ; si c'est à la fin, il faut le suspendre (après le 15e jour).

A la même époque paraissait la thèse de Cayla (2), qui contient les résultats du service d'enfants de MM. Perroud et Meynet : 3 morts sur 59 cas. On observa trois pneumonies lobulaires, dont deux mortelles. La troisième guérie après la cessation des bains.

1. Chavanne. *Soc. méd.* 1er juin 1874, *in Lyon médical.*
2. Cayla. Th. Montpellier 1874.

M. Bondet (1) n'a employé la méthode hydriatique à l'hôpital que chez 10 malades, dont il a perdu un par broncho-pneumonie. Chez un seulement, les symptômes ataxiques ont été manifestement calmés. Sur 20 cas de sa pratique civile, graves d'ailleurs, puisqu'ils avaient nécessité une consultation, il observa 5 morts, une fois par la marche naturelle de la maladie, bien que le traitement eût été institué au 7e jour ; les autres fois par pneumonie double, entérorrhagie, perforation et syncope au sortir du bain.

Il ne condamne pas pour autant le traitement de l'eau, mais il croit qu'il donnerait de meilleurs résultats si on en établissait les indications et les contre-indications. Il le réserverait, pour sa part, aux formes les plus graves, et aux formes ataxiques. M. Laure (2) a eu 5 morts sur 34 malades baignés. Deux, bien que régulièrement traités, sont morts par la seule infection typhique ; un, avec une pleurésie purulente ; un autre était obèse et avait de l'emphysème pulmonaire antérieur ; le cinquième n'avait pas d'hyperthermie, et présentait au contraire des chutes profondes après chaque bain. Il a constaté dans quelques cas des effets merveilleux. Voici, comme conclusion, les contre-indications qu'il formule : la fièvre typhoïde grave, sans hyperthermie, n'est pas justiciable des bains ; autres contre-indications : pneumonies non hypostatiques, hémorrhagie intestinale, perforation, emphysème pulmonaire, affaiblissement du cœur.

L'hiver, il n'ose employer que les bains tièdes.

On voit, par ce coup d'œil rapide sur les principaux travaux des médecins de Lyon, qu'en somme leur pratique n'a pas été favorable à la systématisation du traitement balnéaire. Beaucoup, enthousiasmés par les merveilleux résultats que l'on observe quelquefois, ont persisté dans leur enthousiasme. Un plus grand nombre, frappés de ces résultats, mais voyant aussi les inconvénients, ont cherché à préciser les contre-indications.

1. France médicale 1874.
2. Laure. *Lyon médical* 1875.

La lumière n'était pas faite. Aussi la Société des sciences médicales chargea-t-elle une commission de réunir tous les documents relatifs à la question.

On rassembla 750 observations de la pratique privée de 39 médecins, mais il fut impossible d'en tirer des conclusions pour divers motifs : l'épidémie de 1873 avait été bénigne et ne pouvait être comparée aux cas sporadiques ; les méthodes hydriatriques avaient été variables, et souvent imparfaitement indiquées, les observations incomplètes ; enfin, les bains n'étaient employés que dans les cas graves, à des époques différentes du début de la maladie. De plus, comme le faisait remarquer M. P. Meynet (1), il est mort à Lyon, pendant l'épidémie, 262 malades, et le rapport n'embrasse que 64 décès. Rien ne pouvait sortir de la comparaison d'éléments aussi disparates. Le rapport de M. H. Mollière (2) ne fut pas adopté par la Société. L'auteur, du reste, ne se faisait pas illusion sur ce qu'on en pouvait tirer ; il le garda plus d'un an en portefeuille. Comme statistiques hospitalières, le rapport ne comprenait que les faits de Mayet et de Cayla. Peut-on tirer davantage des chiffres hospitaliers ? M. Mayet (3) l'a essayé. Voici la statistique générale qu'il donne :

En 1872 (pas de bains), 181 cas, mortal. pour 100......... 26,5
En 1873 (9 cas baignés, tous guéris), 205 cas............. 26,34
En 1874 712 cas —   —   mortalité gén. p. 100. 11,23
    279 (baignés)...................................... 9,31
    433 (non baignés).................................. 12,47
En 1875 168 cas, mortal. gén. pour 100................. 18,45
    34 (baignés)....................................... 17,66
3 premiers mois de 1876. 104 cas, mort. gén. pour 100 18,26
    22 (baignés)....................................... 18,18

1. Société des Sciences méd. *Lyon méd.*, 1876.
2. Rapport de M. H. Mollière. *Lyon méd.*, 1876.
3. Mayet. *Union méd.*, 1876.

Il faut remarquer que c'étaient toujours les cas les plus graves que l'on traitait par la balnéation. Malgré cela, ces chiffres sembleraient indiquer que, même dans ces conditions défavorables, la balnéation a donné, depuis son emploi à Lyon, des résultats un peu meilleurs que les autres méthodes.

Il y a eu, à la suite de la grande discussion de 1876, un refroidissement des partisans de l'hydrothérapie. Cependant les deux salles de l'Hôtel-Dieu destinées à ce traitement, sont restées en activité. MM. Julliard et Duchamp ont fourni de nouveaux chiffres pour 1877. Nous relevons les particularités suivantes dans les faits de Julliard (1) (service de Chavanne. H.).

36 malades (sur 50) ont été baignés ; 6 morts.

11 affections pulmonaires : 1 broncho-pneumonie, améliorée par la balnéation ; 6 bronchites intenses, 2 améliorées, 2 aggravées, 2 non influencées ; une hémoptysie, et une tuberculose aggravée. On observa de plus 1 hémoptysie, et 2 hémorrhagies intestinales, dont une mortelle.

M. Duchamp (2) (serv. de M. Meynet F.) a baigné 29 malades sur 38 : 7 décès, soit 24,1 pour 100 de mortalité des cas graves. Les complications n'ont pas non plus fait défaut ; nous signalons 2 entérorrhagies, et 2 pneumonies non mortelles.

Ces résultats sont peu brillants à la vérité. Malgré ces insuccès, la méthode réfrigérante n'est point aujourd'hui abandonnée à Lyon. M. Bouveret (3), nous apprend que, si l'on en a parlé depuis la grande épidémie de 1874, la plupart des médecins des hôpitaux y sont restés fidèles, et qu'en ville le traitement est souvent proposé et accepté. M. Bouveret, qui arrivait à Lyon avec les errements de l'école de Paris, a dû se rendre à l'évidence, et a été frappé des effets merveilleux de l'eau froide. Mais il croit qu'il ne faut pas l'appliquer à tous les cas. Le choix à faire est évidemment le secret du succès.

1. Julliard, *Lyon méd.* 1878.
2. Duchamp, *Lyon méd.* 1879.
3. Bouveret, *Lyon méd.*, 19 novembre 1882.

c. — Travaux militaires.

Tandis qu'en Allemagne, les médecins militaires ont beaucoup pratiqué le traitement balnéaire, il a été très peu expérimenté par les médecins militaires français. C'est cependant dans les hôpitaux militaires que les statistiques comparées auraient le plus d'intérêt, puisque les conditions d'âge, de santé générale sont absolument comparables.

On connaît le travail de M. Liberman (1). Il a surtout mis en relief la fréquence de la mort par laryngite ulcéreuse dans le cours du traitement balnéaire.

Le mémoire de M. Péchaud (2) renferme l'analyse de cinq cas traités dans le service de M. Carcassone, à Nîmes. Nous y relevons un fait instructif; la cinquième observation est un cas de mort par collapsus cardiaque. Les bains furent continués malgré la faiblesse du pouls, et malgré l'élévation relativement peu considérable de la température. Ils ont été certainement nuisibles. Même en Allemagne, la faiblesse du cœur contre-indique absolument les bains froids.

La thèse de Galtier (3) renferme l'analyse de 26 cas traités dans le même service, et sur lesquels il y eut 7 morts.

Cette série malheureuse prouve la nécessité de se baser sur des indications positives.

M. Longuet (4) a publié plus récemment un intéressant travail sur la fièvre typhoïde d'Algérie. Cette fièvre, d'après les médecins militaires, serait caractérisée par les symptômes classiques, avec apparences de bénignité, l'absence habituelle de complications, mais par une hyperthermie considérable. Les malades mouraient de typhisation pure. La mortalité, pour les

1. V. *Revue de Homolle* et *Union médicale*, 18.
2. *Recueil de mémoires de médecine et de chirurgie militaire*, 1874.
3. Galtier. Th. Montpellier.
4. *Recueil de mém. de méd. et de chir. militaire* 1879.

trois mois qui précédèrent l'arrivée de M. Longuet, à l'hôpital de Sidi Bel Abbès, avait été de 27 pour 100. C'est ce qui l'engagea à essayer le traitement hydriatique. De septembre 1878 à mars 1879, il soigna, avec M. Lenoir, 50 malades (40 Longuet, 10 Lenoir). Sur ces 40 cas, 30 seulement furent baignés.

Il n'y eut que 2 morts, l'un de péritonite ; l'autre mourut subitement à la suite d'un typhus ambulatorius qui avait à peine reçu quelques bains, et pendant la convalescence. Il n'y eut que 2 cas de complications pulmonaires.

d. — Travaux de l'École de Paris.

Béhier (1) est un des premiers qui essayèrent à Paris, la balnéation méthodique dans la fièvre typhoïde. Il donnait généralement 3 bains de 20° par jour, et dans des cas spéciaux.

Il avait reconnu qu'il y avait là un progrès réel efficace, et pensait que l'eau froide agit surtout sur la température, et par là sur les symptômes ataxo-adynamiques. Les observations de ses malades sont consignés dans la thèse de Linarès (2). Il ne craignait pas de soumettre à la médication les formes thoraciques de la maladie. Dans cinq cas très graves, elle donna de bons résultats.

MM. Féréol et Raynaud ont employé aussi le bain froid, et leurs communications à la Société des Hôpitaux ont été le point de départ d'une discussion retentissante dont nous devons rappeler les points principaux.

M. Féréol observait, à la Maison de santé en 1872 une mortalité de 27 pour 100. Il résolut de chercher à la modifier. Il employa le bain froid dans des cas déterminés : hyperthermie avec symptômes généraux graves ; phénomènes ataxiques avec délire continu ; élévation exagérée du nombre des pulsa-

1. *Leçon clinique* du 16 novembre 1873, *in Bulletin de Thérap*. 1874.
2. Th. Paris 1874.

tions. L'hémorrhagie intestinale, l'adynamie avec refroidissement étaient ses contre-indications. Les résultats bruts de ses cas
sont en faveur de la méthode. 19 pour 100 (1874-75-76) contre
27 pour 100 (1873). Il a baigné 38 cas graves avec 12 morts, soit
31 pour 100 ; pour les cas graves non baignés (et il croit avoir
fait une juste répartition), on arrive au chiffre 41.66 pour 100.

Sur le total de 153 malades, il observe 6 hémoptysies graves,
qui furent vivement commentées à la Société. M. Féréol nous
paraît avoir péremptoirement démontré que ces complications
sont plutôt attribuables à une constitution épidémique qu'à
l'influence des bains. L'un des hémoptysiques en effet n'a pas
été baigné ; deux autres ont craché du sang avant d'être soumis au traitement. La moitié donc des malades seulement
eurent leur hémoptysie après les bains. Encore chez deux de
ces derniers, elle ne survint que de un à cinq jours après la
cessation des bains. Sur les cinq hémoptysiques baignés, deux
moururent avec des broncho-pneumonies, les trois autres gué-
rirent ; les bains avaient été suspendus immédiatement.
M. Féréol conseille d'agir ainsi en présence d'un pareil accident,
et c'est, à ce qu'il nous semble, le seul enseignement à tirer de
ces faits. M. Féréol ne croit pas qu'un seul de ces décès soit
imputable aux bains. Au contraire il a observé des cas remarquables de guérison, particulièrement dans les formes hyperthermiques et ataxo-adynamiques.

M. Raynaud (1) a employé les bains dans les cas d'hyperthermie et de délire intense (40° à 41° et surtout en cas de plateau).
D'après son expérience, le début trop ancien de la maladie,
la faiblesse du cœur sont les principales contre-indications.
Il ne se prononce pas sur la question des pneumonies. La
menstruation, l'hémorrhagie intestinale légère, la bronchite,
ne sont pas des contre-indications. Ce sont les bains froids qui
produisent les résultats les plus frappants.

1. *France médicale* 1876-77 *et Gaz. hop.* 1877.

M. Peter (1) est celui qui a porté les plus rudes coups à la méthode balnéaire, et qui a le plus contribué à faire le silence autour d'elle à Paris, à la suite de la discussion. Il lui a reproché de nombreux méfaits, la syncope, les hémorrhagies intestinales, les phlegmasies pulmonaires ; il lui attribue encore, à tort, comme nous l'avons montré, la création d'une nouvelle complication, l'hémorrhagie pulmonaire. « Nous sommes à Paris, dit-il, quatre-vingts médecins des hôpitaux, et sur ce nombre il en est jusqu'à deux que l'on pourrait citer qui aient eu recours aux bains froids systématiques dans certains cas de fièvre typhoïde. Si les autres ne l'ont pas fait, c'est qu'ils croyaient devoir les rejeter. » Bien que cette dernière raison soit discutable, on n'a plus employé depuis d'une façon suivie la balnéation méthodique à Paris. M. Renaut (2), dans une thèse très bien faite, a protesté, il est vrai, contre cet abandon. M. Sanchez (3) apportant trois observations de M. Grancher, en a fort logiquement discuté les indications et contre-indications. On donne encore des bains tièdes, mais isolés. M. Beaumetz (4) a donné des bains à 32°,35° tous les jours ou tous les deux jours, dans certains cas. M. C. Paul, notre maître, administre souvent un bain quotidien à 25°. Enfin, dans la dernière discussion académique, on n'a parlé du bain froid que comme d'une médication oubliée.

E. — Nancy, Strasbourg.

A Strasbourg, Schutzenberger employait avec succès dès 1871, le bain tiède. Nous avons déjà signalé les thèses de ses élèves Barthé et Samuel. A Nancy, M. Bernheim (5) trouve

1. Peter. *Le bain froid coup sur coup. Union méd.* 1877.
2. Renaut. Th. Paris, 1877.
3. Sanchez. Th. Paris, 1878.
4. *Bulletin de thérap.*, 1877.
5. Bernheim, *loc. cit.*

quelquefois l'indication des bains froids (15 fois sur 75), surtout dans les cas d'hyperthermie avec symptômes nerveux. Il a conservé l'impression profonde que les bains ont sauvé plusieurs malades. Il y joint habituellement les antipyrétiques.

F. — *Angleterre, Amérique.*

C'est dans ces deux pays que les bains ont été le moins employés et qu'ils sont le moins en honneur. Cependant S. Murphy (1), Mac-Combie (2), et quelques autres s'en sont servis avec succès. Mais en général on s'en tient au traitement médicamenteux.

En résumé, le traitement méthodique de la fièvre typhoïde par les bains reste la pratique courante en Allemagne, en Autriche. A Lyon, il est très souvent employé et on y annonce de nouveaux travaux (3) démonstratifs. Enfin il n'est que très rarement mis en usage en Angleterre, en Amérique et à Paris.

Dans le cours de cette longue revue, nous avons montré, chemin faisant, les avantages de la balnéation, et indiqué déjà quelques résultats statistiques partiels.

Résumons le premier point, et complétons le second. Nous avons vu que les médecins français surtout n'ont pas fermé les yeux sur les inconvénients de la balnéation, mais qu'en outre tous ceux qui l'ont pratiquée un nombre suffisant de fois, ont été frappés des merveilleux résultats qu'elle donne dans certains cas. Tous sont d'accord sur ce point. Le bain froid peut guérir des cas désespérés. MM. Féréol et Raynaud n'ont rien retranché, après la discussion, de ce qu'ils avaient dit avant. Ce consensus universel, plus ou moins enthousiaste, mais réel, a, à notre sens, une importance considérable pour établir la valeur de la mé-

1. S. Murphy. The Lancet, 1877.
2. The Practitione, 1876.
3. Longeret. *Lyon médical*, 17 décembre 1882.

thode, au moins pour certains cas déterminés. L'excellence de
la balnéation, dans certaines formes de la maladie, telle est l'impression générale qui résulte de la lecture des documents que
nous avons analysés.

La statistique semblerait prouver que, d'une manière générale, les bains systématiques l'emportent absolument sur les
autres méthodes de traitement. Mais nous savons qu'il ne faut
pas s'abuser sur sa valeur. Une statistique, pour avoir une valeur brute, doit comprendre un nombre cousidérable de cas,
afin que les séries, les différences épidémiques, les différences
d'âge et de conditions, soient compensées. C'est ainsi que
M. Jaccoud fixe, d'après 49,000 cas, la mortalité moyenne de la
fièvre typhoïde à 19,89 pour 100. Mais une statistique plus restreinte peut avoir cependant une signification, si elle embrasse,
par comparaison, la série d'observations du même médecin pendant plusieurs années dans la même ville, ou des observations
faites autant que possible dans les mêmes conditions.

Voyons ce qu'elle donne dans les deux cas.

G. *Statistique générale.*

Disons d'abord que les statistiques allemandes ne sont point
comparables aux françaises ; nous n'en possédons pas d'ailleurs
d'aussi considérables. Eu France, on n'a traité que les cas graves : en Allemagne, où l'on baigne le plus tôt possible, on y comprend les cas légers, et même, en raison de la difficulté du diagnostic au début, des fièvres gastriques. De plus, on y comprend
les enfants, chez qui la fièvre est moins grave, et le traitement
balnéaire partant plus efficace. La statistique de Brand (1) présente tous ces inconvénients ; en outre, il y a introduit les cas
de Cayla, et 137 autres cas de Lyon, avec seulement 4 morts.

1. Brand. Die Wasserbehaudlung der typhösen Fieber 1878.
2. Cités par Bernheim.

Enfin, il donne ses propres résultats avec quatre morts, alors qu'il en a eu 15. En revanche, il y a ajouté les résultats des hôpitaux militaires pendant la guerre, ce qui fournit une certaine compensation. La statistique porte sur 8141 cas, avec 600 morts, soit 7,4 pour 100 de mortalité. Nous pourrions modifier, dans le sens indiqué la statistique de Brand, mais alors il faudrait y ajouter de nouveaux résultats, qui n'augmenteraient pas la mortalité :

Rosenstein (Gröningen)	66 malades	7,6 pour 100.	
Beetz (Münich)	357 —	6,7	1
Rices (Berlin 1880)	48 —	6,2	
25 hôpitaux militaires du commandement de Stettin, de 1877 à 1881	791 —	3,2	
Hôpitaux de Stettin, Stargard, Stralsund, de 1877 à 1881	307 —	0 — 1.	

La statistique générale plaide donc, d'une façon absolue, en faveur de la balnéation.

H. — Statistiques comparées.

Il est peut-être plus intéressant encore de comparer les statistiques partielles qu'on est autorisé à rapprocher. Nous avons déjà cité celle de Liebermeister, dont l'étude est toute en faveur de l'hydrothérapie. La plupart des statistiques allemandes prêtent à des comparaisons semblables.

Le tableau suivant, emprunté à M. Bernheim, en donnera une idée :

1. Dr Strub, cité par Glénard, *Lyon méd.*, 1881.

	Mortalité avant le traitement balnéaire.	Mortalité après.
Wunderlich	18 °/₀	7,2 °/₀
Jürgensen	30,2	7,5
Riegel	20	4,3
Stohr	20,7	6,6
Lindwurm	13,5	5,4
Pfeiffer	12,15	7,9

La comparaison des chiffres français n'est pas moins intéressante. Nous avons déjà vu que ceux des hôpitaux de Lyon (Mayet) et ceux de M. Féréol, ont été améliorés par l'emploi des bains, encore que ceux-ci ne fussent donnés qu'aux cas graves. Ceux de M. Raynaud sont moins probants (1).

1873 (pas de bains)	25 °/₀
1874 (bains)	33
1875 dº	16,51
1876 dº	14,81

Sans doute, dans d'autres hôpitaux, à la même époque, et par d'autres traitements, on pouvait avoir de meilleurs chiffres, comme ceux que cite M. Peter. La comparaison de la mortalité successive de Raynaud n'en reste pas moins intéressante.

Les résultats, obtenus pendant la guerre de 1870, ont été pour beaucoup dans l'adoption définitive des bains en Allemagne. Tandis qu'au Gros-Caillou, Liberman avait 60,8 pour 100 de mortalité, Eckard, 27 pour 100; Lissauer, à Rouen, 38 pour 100 avec le traitement ordinaire, la médication hydriatique avait d'autres succès, Brand donne 14 résultats portant sur 1308 malades traités pendant la guerre, avec 11 pour 100 de mortalité. On peut lire dans le dernier mémoire de Glénard une comparaison intéressante des résultats obtenus en temps de paix dans les hôpitaux militaires français et alle-

1. *Gaz. hôp.* 1877.

mands. De 1875 à 1879, elle aurait été chez nous de 37,53 pour 100.

Conclurons-nous de ces chiffres que le bain systématique doit être appliqué à toutes les fièvres typhoïdes ? Assurément non. Ce serait abandonner les principes qui nous ont guidé dans ce travail. Nous voulons seulement en conclure qu'un moyen thérapeutique donnant d'aussi brillants résultats, doit avoir sa place dans le traitement de la fièvre typhoïde. Maintenant que nous en avons démontré les avantages, discutons rapidement les complications qu'on l'a accusé de produire ou d'aggraver. Ce sera un simple résumé, puisque nous avons eu soin de les indiquer plus haut. Nous essaierons ensuite de tirer de cette comparaison les indications et les contre-indications du bain méthodique.

I. — *Complications.*

a. — Complications pulmonaires.

C'est là un des principaux griefs qu'on a invoqués contre la balnéation. En ce qui concerne le catarrhe bronchique et la pneumonie hypostatique, la question paraît résolue : ces accidents ne sont pas plus fréquents, et on peut dire d'une façon générale qu'il n'y a pas à craindre que le bain en augmente la gravité (Hayenbach, Mayet, Féréol, Raynaud, Béhier, etc). Pour ce qui est des pneumonies, les chiffres de Liebermeister (1) tendraient à montrer qu'elles diminuent également depuis l'emploi des bains froids. Nous avons vu qu'à Lyon et à Paris on avait observé des pneumonies lobaires manifestement imputables aux bains froids. Mais dans quelle proportion cet accident survient-il ? Les pneumonies lobulaires sont-elles plus fréquentes ? C'est

1. *Revue de Homolle, in Rev. des sc. méd.* 1877.

ce qu'il est difficile de dire. Nous avions songé un instant à faire le relevé général des pneumonies dans les nombreuses statistiques où les complications sont indiquées. Nous avons dû y renoncer, pour deux raisons. Il est difficile de savoir la fréquence moyenne de la pneumonie dans le cours normal de la fièvre typhoïde. Il n'est pas toujours facile de distinguer cliniquement les variétés (Raynaud) et elles ne sont pas toujours indiquées dans les statistiques. Il y a là une lacune qui appelle de nouvelles recherches.

En ce qui concerne les hémoptysies, nous nous sommes déjà expliqué sur les cas de M. Féréol. M. Homolle fait remarquer avec raison qu'il n'y en a que onze cas dans la statistique de Brand, et pas un seul dans le rapport Mollière.

La crainte des complications pulmonaires ne nous paraît donc pas devoir arrêter le médecin, si l'indication des bains est positive.

b. — Hémorrhagies intestinales

La plus grande fréquence de cette complication se comprendrait facilement. Elle n'est cependant pas démontrée. Si les statistiques de Lenhert, de Wunderlich fils, de Schultze (1), semblent démontrer cette augmentation, celles de Brand, de Goldtanmer, de Liebermeister indiquent le contraire. On ne peut nier cependant qu'on ait vu souvent l'accident se produire dans le bain même, qui a été au moins la cause occasionnelle. C'est encore là un point litigieux que nous n'avons pas été à même d'élucider. Mais la crainte de l'entérorrhagie ne peut pas faire renoncer d'une manière absolue à l'hydrothérapie.

c. — Syncope

Depuis que l'on sait que la mort subite peut survenir dans le cours de la fièvre typhoïde sans lésion appréciable du cœur

1. Revue de Homolle *loc. cit.*

(Dieulafoy) il est naturel de se demander si le choc produit par le bain ne prédispose pas à la syncope. On a observé en effet assez souvent cet accident, et nous avons eu occasion d'en citer des exemples, mais il n'est pas toujours mortel. M. Homolle ne cite que douze cas de mort subite avec le bain froid. M. Peter avoue lui-même que c'est un fait rare. La mort subite survient quelquefois d'une façon si inopinée dans la fièvre typhoïde qu'il est permis de se demander si le même fait ne se serait pas produit sans bains.

Nous ne pouvons insister sur d'autres complications, dipthérie, gangrènes, qu'on a attribuées aux bains froids. Ce qui paraît le mieux établi, c'est qu'ils favorisent la production de laryngites ulcéreuses.

Il règne encore une certaine obscurité sur ces questions : rien n'est donc plus légitime que de tenir compte des points litigieux, pour définir les contre indications.

K. — *Indications.*

De l'aveu de tous les médecins qui ont écrit sur ce sujet, c'est dans les formes hyperthermiques avec symptômes généraux graves, dans la forme ataxique et ataxo-adynamique, que l'hydrothérapie a donné les meilleurs résultats. C'est donc à ces cas très graves qu'il faut la réserver. La méthode est délicate à manier, un peu pénible au malade et à ceux qui le soignent. Elle demande une surveillance assidue de la part du médecin, qui doit constamment se tenir au courant de l'état du pouls, du cœur, des poumons, et surveiller la réaction. Nous ne croyons pas, en effet, qu'il suffise, pour baigner convenablement un fiévreux, d'un bon thermomètre et d'aides exercés.

On peut, avec MM. Bernheim et Liberman, renouveler les bains quand la température remonte à 40° dans le rectum. Enfin, quand les troubles nerveux sont calmés, il peut être bon de chercher à éloigner les bains, en employant la méthode de Liebermeister.

Les travaux allemands nous ont assez appris qu'une des conditions du succès est de commencer le plus tôt possible. Mais on ne peut songer à faire un pronostic le quatrième jour et la majorité des auteurs français est d'avis qu'il faut attendre, non l'éclosion, mais l'imminence des symptômes graves. C'est à la sagacité du médecin de choisir le moment opportun. M. Bernheim attend, pour donner les bains, que le thermomètre soit resté trois jours matin et soir au-dessus de 40°. Mais il baigne avec une température moindre, s'il y a des symptômes nerveux graves. Il faut qu'il y ait toutefois une élévation thermique assez grande. Si, avec des températures très élevées, il n'y avait aucun symptôme inquiétant, nous croyons qu'il vaudrait mieux recourir simplement aux antipyrétiques. Est-il besoin d'ajouter que dans ces cas, l'indication fournie par l'adynamie doit être remplie comme d'ordinaire.

Nous avons suffisamment insisté ailleurs sur la valeur relative des bains froids ou tièdes. L'un et l'autre peuvent avoir leurs indications. En général, au début, nous pensons qu'il serait prudent de tâter le malade par un bain presque tiède, pour en venir ensuite aux bains à 20°, et de courte durée (Liebermeister).

L. — *Contre-indications.*

1° Affaiblissement du cœur, collapsus. C'est là un point sur lequel tout le monde est d'accord. Brand lui-même ne va que jusqu'au bain tiède dans ce cas. M. Teissier et Béhier ont seuls conseillé le bain dans le collapsus: M. Teissier se base sur une idée théorique; Béhier sur un cas unique (obs. Th. Linarès); mais il s'agissait d'une chute thermique assez profonde consécutive au premier bain, qui n'était sans doute pas due à l'affaiblissement du cœur ; la température remonta à la suite d'un second bain ;

2° Complications méningitiques (Ziemssen) ; le traitement n'a alors aucune action ;

3° Perforation ; péritonite ;

4° Crainte excessive du froid (Brand, Hagenbach). Ces contre-indications ne sont pas discutables, et du reste généralement reçues. Nous croyons qu'il est bon de tenir compte des suivantes, que nous indiquerons avec les noms à l'appui ;

5° Cas réfractaires où le bain ne produit que peu ou point d'effet antithermique (Féréol) ; cas où il produit au contraire une surélévation (Mayet) ;

6° Évacuations alvines excessives (Boucaud) ;

7° Laryngo-typhus, à cause de la fréquence des ulcérations laryngées par le traitement balnéaire (Liberman) ;

8° Grossesse, règles, avortement. S'il y avait péril en la demeure, il faudrait passer outre (Liebermiester) ;

9° Affections pulmonaires.

En présence d'indications formelles, malgré un catarrhe bronchique intense, il faudrait instituer des bains (la plupart des auteurs). Si le malade arrivait avec une pneumonie, nous croyons (avec la plupart des auteurs français), qu'il faudrait reculer devant les bains. Si la pneumonie se présentait durant le traitement, il faudrait peut-être (Mayet) continuer un ou deux jours, sauf à suspendre sans hésiter, si les phénomènes s'aggravaient.

11° Hémorrhagies intestinales.

Pour peu qu'elle soit sérieuse, il serait prudent de s'abstenir des bains ou de les suspendre, et de recourir à d'autres moyens.

12° Syncope.

Une première syncope doit faire renoncer aux bains (la plupart des auteurs).

La lecture attentive d'un grand nombre de documents nous a

1. Th. agreg. 1878.

convaincu que le traitement balnéaire méthodique répond à certaines indications mieux que les autres moyens thérapeutiques. Comme M. Homolle, comme notre excellent maître, M. Labadie-Lagrave, nous pensons qu'il convient à merveille à certaines formes de la maladie.

Nous avons cherché dans cet article, malheureusement encore bien incomplet, malgré sa longueur, à appeler de nouveau l'attention sur le bain froid méthodique, heureux si ces efforts pouvaient provoquer de nouvelles recherches.

CHAPITRE VII

L'emploi du sulfate de quinine dans la fièvre typhoïde n'est
pas nouveau. En 1840, il a été expérimenté à Paris, sur les indications de Broqua, par Saint-Laurent, Blache et Briquet. Mon-
neret et d'autres cliniciens l'ont également employé. Saint-Laurent lui avait trouvé plus d'inconvénients que d'avantages. Blache
et Briquet, au contraire, en avaient obtenu de bons résultats ; le
sulfate de quinine, à la dose de 1 à 4 grammes, produisait une
sédation de la circulation et de la calorification. Briquet le croyait
surtout indiqué dans les cas de fièvre vive et de délire. Les résultats, comme on le voit, avaient été contradictoires. Aussi, dans
la suite, la plupart des cliniciens français le réservaient aux cas
à intermissions (Rayer, Grisolle). L'essai en a été fait de nouveau en Allemagne, par Vogt (de Berne) en 1859, par Waschmutt
(1863), mais c'est surtout Liebermeister qui, depuis 1858, en
a fait une étude spéciale. Il ne donne jamais plus de 1 gr. 5 à 3
gr. de quinine. Mais d'après lui, pour obtenir un effet antipyrétique marqué, il faut de toute nécessité donner la dose dans l'espace d'une demi heure ou d'une heure au plus. On aurait beau
donner une dose plus considérable, on n'obtiendrait pas de résultats comparables, si on l'espaçait dans les vingt-quatre heures. Le plus souvent, en revanche, il ne renouvelle la prise que
toutes les quarante-huit heures.

Il commence habituellement par 1 gramme 25 ou 1 gr. 50,
pour tâter le malade, mais il insiste sur la nécessité d'augmenter, si l'effet désiré n'est pas produit. Et pour lui, la dose
suffisante est celle qui ramène la température à 38° ou 38°,5

(R.) c'est-à-dire très près de la normale. Il s'est convaincu que le meilleur moment pour donner la quinine est le soir, entre 3 et 6 heures, de manière à faire coïncider l'effet du médicament avec la rémission matinale. L'abaissement produit varie de 0°,8 à 1°,6 et il se maintient dans une certaine proportion pendant 24 et 28 heures. Les doses suivantes peuvent alors être diminuées. Liebermeister a administré le médicament à plus de 1500 typhiques et plus de 100 pneumoniques, il a ainsi donné plus de 10.000 doses, sans avoir observé un seul accident imputable à la quinine. Nous avons déjà vu qu'il associe la quinine à la balnéation, ce qui lui permet d'éloigner les bains. À la période des grandes oscillations, ou en général, quand il y a intermission spontanée, le médicament produit beaucoup moins d'effet, et l'effet est beaucoup moins sûr (1). Nous attirons l'attention sur cette remarque, parce qu'elle est contraire aux idées généralement reçues. Nous la croyons absolument exacte pour la fièvre typhoïde. Il donne de préférence le chlorhydrate de quinine, parce qu'il est plus soluble, par la bouche de préférence, ou en lavements. Il a abandonné les injections sous cutanées, parce qu'on ne réussit pas à injecter une dose suffisante. Dans les cas d'hémorrhagie intestinale, ou de faiblesse cardiaque, il substitue avec avantage la quinine aux bains. S'il lui fallait choisir entre les deux moyens, il choisirait la quinine.

Dans un travail paru en 1875, Courvoisier (2) a vérifié l'exactitude des résultats de Liebermeister. Il trouve que l'abaissement de température le plus fort se manifeste de 10 à 11 heures après l'administration. Cet abaissement lui a paru souvent beaucoup plus considérable que le chiffre donné plus haut ; il dépasse souvent 2°, par rapport à la température du matin précédent. Courvoisier a vérifié de plus que le médicament, donné en

1. Liebermeister, *Pathol. de Ziemssen et Traité des fièvres.*
2. Cité par Liebermeister.

solution, produisait plus d'effet que lorsqu'il était donné dans du pain azyme. G. Hunter (1) a employé le sulfate de quinine dans les conditions indiquées par ces auteurs, et en a obtenu de bons résultats. Il a observé que les malades qui en prenaient, offraient une grande pâleur des téguments. Nous avons déjà vu que ces mêmes principes guident M. Jaccoud dans l'administration du bromhydrate de quinine ; il donne la dose le soir quand il veut agir sur la température du matin : le matin, quand il veut agir sur celle du soir, et jamais deux jours de suite. A Paris, depuis quelque temps, la quinine commençait à être sérieusement étudiée, quand M. Hardy est venu jeter un cri d'alarme à l'Académie, en rapportant plusieurs cas de mort subite qu'il attribuait au sulfate de quinine.

M. Beaumetz est allé plus loin et a avancé que ce médicament donné à haute dose, ou n'est pas absorbé, ou produit des effets toxiques. Cette proposition ne peut pas être acceptée. Il n'est pas douteux que la quinine introduite dans l'estomac, même à la dose de 1 à 3 gr. et chez des typhiques, soit absorbée. On la retrouve dans l'urine pendant huit jours et peut-être plus, à l'état de quinine (Personne (2). D'après ce chimiste, 1/3 seulement serait retrouvé dans l'urine. Le reste subit-il des transformations dans l'organisme, ou se localise-t-il dans le foie (Follin) ? Nous l'ignorons. Il n'est pas impossible qu'une partie traverse l'intestin sans modification. Mais donnez 1 à 3 gr. de quinine à intervalles rapprochés, elle manifestera, on peut dire constamment son absorption par l'effet qu'elle produira sur la température. Les nombreux auteurs qui l'ont donnée dans ces conditions en témoignent, et, quand on ne donne pas la quinine tous les jours cet effet est très net. Si on espace les prises, l'effet n'est plus aussi évident : l'action antipyrétique est à la fois moindre et moins appréciable, comme l'a montré Lieber-

1. Edimburgh, *méd. Journal* 1877.
2. *Académie de méd.*, 1878.

meister. Or M. Hérard, dont la communication a été l'origine
de la discussion académique, donnait 3 à 4 grammes de quinine
par prises espacées dans la journée. C'est ce qui explique qu'il
n'ait pas répondu à M. Beaumetz en invoquant l'action antipyrétique.

La quinine est-elle responsable des syncopes mortelles auxquelles M. Hardy a fait allusion ? MM. Hérard, Legouest et
Beaumetz lui-même ont reconnu qu'on n'était pas autorisé à
conclure : *post hoc, ergo propter hoc.* Ce que nous savons de
l'action de la quinine sur les vaisseaux, le cœur, le systène nerveux, nous autorise-t-il à lui attribuer cet accident? Nous savons que la quinine, à doses modérées, a une action tonique,
vaso-constrictive (Gubler, Delioux), qu'elle accélère d'abord,
pour ralentir ensuite le pouls. On ne sait pas si la quinine agit
directement sur le cœur. Car il est impossible de conclure des
expériences de Lewinsky, de Jolyet, et de celles plus récentes (1)
de Laborde, quoique ce soit en ce qui concerne l'homme. Chez
les animaux, et à certaine dose elle produit la paralysie du
cœur. C'est là de la toxicologie animale, et non de la thérapeutique. Cette action paralysante est commune à bien d'autres
médicaments employés à doses toxiques. On nous dira peut-être
que le difficile est de trouver pour l'homme la limite entre la
dose thérapeutique et la dose toxique. L'objection est juste.
Mais encore est-il plus logique de chercher des enseignements
dans les faits d'empoisonnement par la quinine. Ils sont rares.
Delioux (2) en rapporte trois cas sérieux (15 gr., 40 gr., 60 gr.);
le dernier seul mourut, mais tous eurent des symptômes de
collapsus cardiaque.

On voit quelles doses il a fallu pour produire cet effet sur
l'homme sain. Ce serait donc plutôt la mort progressive par le
cœur que la syncope brutale qui serait le danger du sulfate de
quinine.

1. Soc. de Biologie, déc. 1882.
2. *Dict. encyclop.*, art. quinine.

Eh bien ! cet accident ne se produit pas chez les typhiques auxquels on administre de 1 gr. 50 à 3 grammes du médicament. Sur 10,000 doses, Liebermeister n'a pas eu d'accidents de collapsus. Il conseille cependant, avec juste raison, de commencer par des doses inférieures pour tâter le malade, et il ne répète pas la dose tous les jours. Des doses plus considérables, par prises espacées dans la journée, et répétées quotidiennement, seraient peut-être plus dangereuses. Mais, en résumé, que la quinine agisse directement sur le cœur, ou indirectement par l'intermédiaire du système nerveux, il y a plutôt à craindre avec elle, la paralysie progressive du cœur que la syncope. Nous n'insisterons pas davantage.

Achevons de rappeler les autres propriétés des sels de quinine.

Briquet avait déjà reconnu que le sulfate de quinine a une action spéciale sur les globules sanguins. Il diminue considérablement le nombre des globules rouges, et rend le sang comparable à celui des chlorotiques. Cette action anémiante ne se produit qu'après un usage continu. De plus, les globules rouges, ozonisés à l'état normal, verraient leur ozonisation entravée par la quinine. Dès lors, ils perdraient une partie de leurs propriétés oxydantes, et c'est par là qu'on a cherché à expliquer l'effet antipyrétique.

Signalons enfin les propriétés antizymotiques bien connues de la quinine, qui ont été pour quelque chose dans l'exagération des doses administrées aux fiévreux. Elle est, de plus, hémostatique, puisqu'elle fait resserrer les petits vaisseaux. Les auteurs qui lui attribuent une vertu abortive, expliquent cette action par un effet direct sur la fibre musculaire utérine.

En résumé, les sels de quinine sont un des plus puissants antipyrétiques connus ; ils sont décongestionnants, et à un certain degré antifermentescibles. A ces divers titres, ils répondent à trois des grandes indications de la fièvre typhoïde. Mais c'est généralement comme antipyrétiques qu'ils sont employés. Nous avons déjà indiqué les deux méthodes principales d'administration. La première est celle qu'emploient Liebermeister et Jaccoud ; dose totale donnée dans l'espace d'une demi heure à une heures, de huit à onze heures avant le moment où l'on veut produire la rupture de la courbe thermique, de préférence le soir. Nous avons déjà dit que l'effet antipyrétique était net, constant, très marqué ; que la température remontait lentement, assez lentement pour qu'il ne soit besoin de répéter la dose que le surlendemain, et quelquefois plus tard. L'autre méthode consiste à donner le sulfate de quinine à doses fractionnées, espacées dans toute la journée. Mais alors on est obligé d'élever la dose totale et de la répéter tous les jours (1 à 4 gr.). On peut ainsi maintenir la fièvre à un taux inférieur, mais dès qu'on suspend la quinine, elle remonte.

C'est ainsi, croyons-nous, que M. Hérard la donnait à la suite de M. Joffroy, à la dose de 3 à 4 gr. par jour.

Il y a une différence énorme entre ces deux manières de faire, différence sur laquelle on n'insiste pas assez, à notre sens. La première méthode à doses rapprochées, nous paraît supérieure à la seconde méthode à doses espacées. Nous trouvons à la première les avantages suivants : dose totale moins forte ; administration non quotidienne ; effets antipyrétiques plus marqués. Nous avons pu étudier l'une et l'autre sous la direction de M. Labadie-Lagrave, suppléant de M. C. Paul. Nous analyserons ici rapidement le résultat de nos observations, que la longueur de ce travail nous empêche de rapporter complètement.

Les deux sels de quinine que nous avons vu donner, sont le sulfate et surtout le salicylate de quinine. Ni avec l'un, ni avec l'autre, nous n'avons observé aucun accident sérieux qui pût leur être imputé.

Nous avons pu suivre attentivement les effets de la quinine à doses espacées dans 37 cas de gravité diverse ; quelques-uns étaient légers ; plusieurs très graves, le plus grand nombre de moyenne gravité.

L'un des deux sels était donné à des doses variant de 1 à 3

gr. pour toute la journée, et répétées plusieurs jours de suite.
Les malades prenaient ainsi, pour la durée de la maladie, de
10 à 50 gr. de quinine. Au point de vue antithermique, voici
ce que nous avons remarqué : quelle que soit la gravité du cas,
la première dose produit toujours un abaissement plus marqué
que les doses suivantes. Mais l'effet total des deux ou trois
premières doses dépasse rarement un degré, et est souvent inférieur.

Dans les cas abortifs, et dans les cas légers, si l'on suspend
le médicament, la température remonte pendant quelques jours
et la chute définitive se produit. Quelquefois aussi l'effet antithermique des deux premières doses est considérable, et la
chute est alors définitive. Dans les cas plus graves, la fièvre est
plus tenace ; l'effet antipyrétique est toujours plus marqué les
premiers jours, mais souvent, quand même la dose est continuée,
on voit la température remonter peu à peu à son niveau primitif. Si l'on veut maintenir l'abaissement, il faut augmenter la
dose ; pour obtenir ce résultat, il faudrait sans doute souvent
aller jusqu'à 4 et 5 grammes. Nous ne l'avons pas fait. Dans
ces mêmes conditions, si on supprime la quinine à un moment
donné, la température remonte a fortiori, et même brusquement cette fois, et quelquefois plus haut que précédemment.
Ces effets sont très visibles sur les tracés que nous avons re-
cueillis. On peut donc en général être maître de la hauteur
thermique, avec des doses continues et quelquefois progressives
de quinine. Est-il besoin de dire qu'il est des cas plus ou moins
réfractaires, que l'abaissement thermique est plus facile à obtenir dans les cas légers, et à la fin de la maladie, que dans les
cas graves et au début de l'affection. Cette méthode peut être
très bonne dans certaines conditions ? Mais souvent l'effet antipyrétique obtenu n'est pas satisfaisant relativement au nombre
considérable de grammes de quinine à ingérer.

Nous nous sommes contenté, dans bien des cas un peu
tenaces, de chercher à maintenir la température à 0°,6 ou 0°,8

au-dessous du taux précédent ; parce que nous ne dépassions
pas la dose de 3 grammes. Si on voulait des effets antipyrétiques
sérieux, ce n'est pas 50 gr. mais 70 et 80, pour toute la durée
de la maladie, qu'il faudrait souvent employer. Beaucoup de
nos malades restaient pâles, anémiques. Ce fait a déjà été signalé (Briquet, Hunter). Mais il s'agit peut-être d'une influence
épidémique. Ainsi cette année (1882), dans tous les services
de l'hôpital Lariboisière, la phlegmatia a été fréquente, quel
que fût le traitement.

Nous devons ajouter que, presque constamment, quand la
température avait été ainsi artificiellement abaissée, il s'en
suivait un bien être général corrélatif, et que presque tous les
symptômes typhiques diminuaient sensiblement.

Nous n'avons eu l'occasion d'administrer le sulfate et le
salicylate de quinine à doses rapprochées que chez douze typhiques. Cette expérience, un peu restreinte, a suffi cependant
pour nous convaincre que c'est là la vraie manière d'administrer la quinine, comme l'a si bien montré Liebermeister. Nous
avons été ici plus timide que cet auteur, en ce qui concerne
les doses. Nous n'avons jamais dépassé 2 grammes.

Nous faisions prendre la dose entière en deux ou trois fois
dans l'espace d'une heure, généralement de sept à huit
heures du soir.

Pour bien juger de l'action d'un agent antipyrétique, il faudrait évidemment prendre la température plus de deux fois par
jour. Mais on peut avoir une idée suffisante de l'effet produit en
la mesurant matin et soir. La dose, quand elle avait été trop
faible, était quelquefois répétée deux jours de suite, le plus souvent tous les deux ou trois jours. Dans les cas légers, il suffisait
d'une ou deux doses pour toute la maladie. Sur 27 doses, 25
fois l'effet antipyrétique s'est manifesté par une chute variant de
$0°,8$ à $3°$. L'effet se maintenait de 1 à 3 jours, pendant lesquels
la température se remontait graduellement au niveau primitif.
Ainsi la quantité totale de quinine donnée est bien moindre que

dans la manière précédente, et l'effet antipyrétique est plus grand. Les symptômes typhiques s'amendent également d'une façon très manifeste. Aujourd'hui nous n'hésiterions pas, pour notre compte personnel, à poursuivre des effets antipyrétiques plus complets, et à pousser même la dose quelquefois jusqu'à 2 gr. 50 et 3 gr.

Envisagée d'une manière générale, la médication quinique rend d'incontestables services pour combattre l'élément fébrile de la fièvre typhoïde. On peut le plus souvent, avec elle, maintenir la fièvre à un taux inférieur pendant toute la durée de la maladie. Cette durée est-elle prolongée par la médication, et les rechutes deviennent-elles plus fréquentes? Ces deux points mériteraient d'être élucidés. Mais il n'y a pas de statistique faite à cet égard, pas plus qu'il n'en existe sur la mortalité générale de la fièvre typhoïde traitée exclusivement par la quinine. Les bons effets de celle-ci se dégagent de l'observation journalière, et sont de ceux que l'on peut juger par l'étude des cas isolés.

La quinine remplit donc très avantageusement l'indication fournie par l'élévation thermique; elle a de plus une action toni-vasculaire qui la rend apte à combattre les congestions passives, plutôt qu'à les augmenter. Comme son action sur le cœur n'est pas très bien connue, on devra s'abstenir quand cet organe est défaillant. C'est là la seule contre-indication que nous lui trouvions. Dans les cas de délire intense et d'ataxie, elle serait insuffisante, et nous avons vu que c'était là l'indication spéciale des bains. S'il y a délire léger, l'adjonction des lotions froides sera très utile. L'indication de la quinine est fournie par l'élévation thermique, et, si nous en croyons notre expérience personnelle, c'est particulièrement dans la forme hyperthermique avec symptômes typhiques relativement légers, et dans la forme adynamique avec élévation thermique considérable qu'elle est particulièrement indiquée. Mais dans beaucoup de cas communs et plus légers, elle est utile et précipite souvent la défervescence. Dans la fièvre adynamique, elle s'associe très bien du reste à l'alcool et aux stimulants. Nous répéterons sans cesse que la lutte contre la fièvre ne doit pas faire oublier les autres indications. Avons-nous besoin de rappeler que c'est à l'administration à doses rapprochées, que nous conseillons d'avoir recours. Il sera bon le premier jour de ne pas dépasser 1 gr. à 1 gr. 50 de sulfate, pour tâter la susceptibilité du malade.

Si l'effet produit n'est pas satisfaisant, on augmentera la prochaine dose, quarante-huit heures plus tard. Les prises de quinine seront continuées tous les deux ou trois jours, diminuées ou augmentées selon l'effet produit. Nous n'avons pas besoin d'insister sur le chiffre thermique que devra exiger l'institution de la médication qu'on ait ou non commencé les lotions froides, si, dans les formes auxquelles nous avons fait allusion tout à l'heure, la température se maintient deux jours de suite, le soir entre 39°,5 et 40°, sans grande rémission matinale, il faut commencer sans hésiter. Le but pourrait être considéré comme rempli, selon nous, si l'on maintenait le degré thermique au-dessous de 39°, entre 39°, et la normale. On conçoit d'ailleurs qu'il ne puisse y avoir de règles fixes. Enfin, quand la fièvre présente de grandes rémissious, il y a peu à attendre du sulfate de quinine. Nous avons pu vérifier ce fait déjà indiqué par Liebermeister et par Lorain (1). Ces cas là du reste, ne sont pas les plus graves.

Il nous reste à indiquer la valeur comparative des divers sels de quinine employés. Les plus en usages sont : le chlorhydrate, le sulfate dit neutre (basique), le bromhydrate, et le salicylate de quinine. Le sulfate est plus employé en France. En Allemagne, on donne la préférence au chlorhydrate, à cause de sa plus grande solubilité. Les doses sont équivalentes. Ils sont généralement bien tolérés. D'après M. Jaccoud, le bromhydrate le serait encore mieux. Aussi est-ce à ce dernier qu'il donne la préférence. Seulement il faut bien savoir que 2 gr. de bromhydrate ne correspondent qu'à 1 gr. 50 de sulfate.

1. Température du corps humain, 2e vol.

Depuis peu de temps on a introduit, dans la thérapeutique de la fièvre typhoïde, un nouveau sel, le salicylate de quinine, dont nous devons dire quelques mots. G. Brown (1) signale son heureuse influence comme antipyrétique. M. Labadie-Lagrave, qui l'emploie depuis deux ans, en a toujours retiré de bons effets, et n'a jamais observé aucun effet fâcheux de son administration. Si nous nous en rapportions à la comparaison de plusieurs de nos tracés de fièvre typhoïde où le sulfate et le salicylate ont été administrés comparativement, nous croirions volontiers que le sulfate a une action un peu inférieure à celle du salicylate. 1 gramme, 50 centigrammes de sulfate pourrait être remplacé par 1 gramme de salicylate. Nous ne donnerons pas cette équivalence comme certaine. Si elle était vérifiée, 1 gr. 50 de sulfate équivaudrait à 2 grammes de bromhydrate et à 1 gramme de salicylate. Le prix de revient de ce dernier, encore plus élevé que celui du sulfate serait ainsi compensé par la plus grande valeur antipyrétique du salicylate (2). Ce dernier restera, dans l'arsenal thérapeutique, une des bonnes préparations de la quinine, qu'il est quelquefois utile de varier.

1. *Revue des sciences méd.*, 1877.

2. Les fraudes qu'on a reconnus récemment dans la composition du sulfate de quinine des hôpitaux nous ont peut être trompé dans cette appréciation : nous y ajouterons donc de nouvelles réserves.

CHAPITRE VIII

MÉDICATION SALICYLÉE

La salicine, l'acide salicylique et la plupart de ses sels, ont été successivement employés dans le traitement de la fièvre typhoïde. La salicine, ayant été surtout employée dans le rhumatisme (Sénator), nous ne nous en occuperons pas. Nous avons cru devoir, d'autre part, rapprocher des sels de quinine le salicylate de quinine qui contient 77 poor 100 de la base. Il nous reste donc surtout à considérer l'acide salicylique et son sel de soude ; quelques autres salicylates ont été employés, mais d'une manière peu suivie ; leur action paraît du reste se rapprocher beaucoup de celle de ces deux agents dont nous nous occuperons surtout. Sans parler du rôle d'agent spécifique antirhumatismal que quelques auteurs leur attribuent (Sénator), on ne peut refuser aujourd'hui aux composés salicylés une action antifermentescible assez puissante et une action antipyrétique marquée. Mais, de même que pour la quinine, bien des points restent obscurs dans le mode d'action de ces médicaments. On ne connaît pas même encore d'une façon bien certaine la forme chimique sous laquelle ils sont absorbés. Pour l'acide salicylique, Kolbe avait proposé de l'associer à un acide pour empêcher sa transformation en sel de soude dans l'estomac. D'autres ont prétendu au contraire, qu'il n'était absorbé qu'à l'état de salicylate, et l'associent à des alcalins. MM. Yvon (1) et Hallopeau (2) pensent que le salicylate de soude est décomposé dans l'estomac, et l'acide mis en liberté.

1. Yvon. — *Traité de l'art de formuler.*
2. Soc. de biologie, 23 oct. 1881.

D'après M. Yvon, l'acide se salicifierait de nouveau dans l'intestin. On voit quelles incertitudes dès le début. L'action irritante qu'exerce l'acide salicylique sur tout le tube digestif a été souvent signalée ; mais il faut ajouter cependant qu'on n'a trouvé que des cas assez rares de lésions anatomiques directement attribuables au médicament, telles que érosions, ulcérations, suffusions hémorrhagiques (Wolfberg, Goldtammer, Kernig). Le salicylate paraît exempt de ces inconvénients. Mais tous deux produisent souvent des sensations de brûlure au pharynx, à l'estomac, des nausées et même des vomissements. L'action du médicament sur le pouls et le cœur est encore moins élucidée. Köhler, un des premiers qui aient étudié expérimentalement la question, avait trouvé que, chez les chiens à qui l'on injecte l'acide ou son sel de soude dans les veines, on voyait se produire les phénomènes suivants : abaissement de température, diminution de la tension vasculaire, et ralentissement du pouls. Cet effet persistait après la section des pneumo-gastriques, et de la moelle épinière. D'où Köhler concluait que ses agents avaient une action spéciale et directe sur le cœur, action paralysante.

C'est ce que Lewinski avait trouvé pour la quinine. Nous ne pouvons que répéter avec Lorain, que ces conditions s'éloignent trop de l'expérience thérapeutique, pour qu'on puisse conclure. Du reste M. Sée a infirmé les expériences de Köhler. Il est bien probable que le système nerveux central, impressionné par le médicament, contribue à ces résultats multiples : antipyrèse, ralentissement du pouls et du cœur. On ne peut affirmer qu'il y ait une action directe sur les ganglions cardiaques.

Cependant, chez les typhiques, Schröder a remarqué qu'à hautes doses, au lieu d'un ralentissement, il y avait une fréquence exagérée du pouls, comme s'il y avait une action spéciale sur le cœur.

Les composés salicylés produisent un certain effet anesthésique, et d'après Köhler, chez les animaux, la diminution de l'excitabilité des rameaux pulmonaires du pneumo-gastrique, et l'asphysie. Nous verrons qu'il a été signalé quelquefois des effets semblables chez l'homme.

Les troubles sensoriels dus à ces médicaments se rapprochent beaucoup de ceux qu'on observe avec la quinine ; les troubles de la vision seraient moins fréquents. Mais, en revanche, le délire violent, les hallucinations, les convulsions tétaniformes, le collapsus s'observent bien plus fréquemment qu'avec la quinine. Ajoutons que c'est toujours avec des doses massives qu'on a vu se produire ces accidents (1).

Les composés salicylés sont diurétiques ; ils s'éliminent très vite, on le sait, par l'urine, et les diverses sécrétions (la sueur, qu'ils provoquent souvent). Mais, à cet égard, l'homme sain ne paraît pas se comporter absolument comme le fiévreux. Chez les typhiques, l'urine serait diminuée de quantité, de même que l'urée ; l'extractif augmenterait (2). Nous en avons assez dit pour montrer les principaux effets des préparations salicylées, et faire voir ce que leur action a encore d'obscur. Mais nous avons hâte d'en venir aux effets qu'ils peuvent produire sur la fièvre typhoïde.

Leur action antipyrétique, malgré l'existence de cas réfractaires, ne nous paraît pas discutable aujourd'hui. Ce qui reste moins bien établi c'est l'ensemble des inconvénients de cette médication, et le mode le plus favorable d'administration.

Le peu de solubilité, la saveur brûlante de l'acide, ont été, dès l'abord, une difficulté. L'emploi des cachets, d'une solution alcoolique n'arrivait pas toujours à masquer ses inconvénients. Nous avons déjà dit qu'on avait trouvé des lésions matérielles du tube alimentaire dues à l'action caustique du médicament. Bien que ses effets désastreux ne soient pas fréquents, ils ont contribué à faire abandonner presque partout et en Allemagne

1. V. Hénocque. *Dict. Encycl. art. salicyl.*
2. A. Robin, *Gazette méd. de Paris,* 1877.

l'acide salicylique pour le salicylate de soude ou la formule de
Riess (5 gr. acide salicyl., 5 gr. bicarbonate de soude et
50 gr. eau). Le mode d'administration qui a été le plus répandu
dans ce pays, est peut-être pour quelque chose dans la production de ces symptômes d'irritation, de même qu'il n'est pas sans
influence sur l'effet antipyrétique produit. Presque partout en
Allemagne l'acide ou le sel de soude ont été en effet donnés à
doses massives, par fractions rapprochées. C'est ainsi que fai-
saient Büs (1), Liebermeister (2), Jahn. De même, Goldtammer
donnait l'acide salicylique à la dose de cinq gr. (associé au
phosphate acide de soude), le soir (1875). Mœli de Bostock faisait de même pour le salicylate, dont il donnait la même dose
chaque fois que la température montait au dessus de 39°.
D'autres auteurs, Schröder, en particulier, donnaient la dose en
trois fois dans le courant de la journée.

On comprend, qu'au point de vue des effets irritants, comme
à celui des effets antipyrétiques qu'ils peuvent produire, il y a
une grande différence entre ces deux modes d'administration,
différence que nous avons déjà signalée pour les sels de quinine.
Mais nous sommes beaucoup moins bien renseignés, que pour
ces derniers, sur la grandeur de l'effet antipyrétique obtenu par
l'une et l'autre méthode. Il faudrait, d'après Binz, une dose totale (à prises rapprochées) de 8 à 10 gr. de salicylate pour produire un abaissement thermique de 2°. D'après Liebermeister,
une dose de 6 gr. d'acide, prise coup sur coup, équivaudrait à
2 gr. 50 ou 3 gr. de quinine pris de la même manière. Gisler et
Wenzel (3) ont obtenu, avec des doses massives de 5 gr. d'acide
des abaissements de température de 1 à 2°, dans les 170 cas, allant jusqu'à 2°,6 dans 60 cas, et quelquefois plus. Pour la première méthode, les doses massives, données coup sur coup, on

1. *Gaz. méd. de Paris*. Geissler., Schmid'Iarbucher, *anal.* par Ricklin.
2. *Cité in Revue* de Homolle.
3. *Cités in Revue* de Homolle.

pourrait donc, d'après ces auteurs, établir comme suit, l'équivalence antipyrétique : 5 à 6 gr. d'acide ; 8 à 10 gr. de salicylate ;
2 à 3 gr. de sulfate de quinine. Malheureusement l'effet des composés salicylés est plus rapide, mais beaucoup moins durable
que celui de la quinine. C'est dire qu'il faudrait en répéter la
dose beaucoup plus souvent pour obtenir un effet équivalent.
Mais des doses semblables de ces composés ne sont pas innocen-
tes, si elles sont données dans l'espace de peu de temps, et s'il
faut les renouveler tous les jours. Galdtammer a signalé lui-
même des sueurs profuses, des diarrhées incoercibles, du collapsus même avec parésie cardiaque (acide salicylique). De plus, la
plupart des auteurs allemands ne constataient aucune modification des symptômes graves de la maladie.

La seconde manière, qui consiste à donner la dose par prises
espacées dans la journée, a été beaucoup moins suivie en Allemagne. Schröder (1), qui paraît avoir donné ainsi les composés
salicylés, n'en a pas été satisfait (Saint-Pétersbourg). Voici les
conclusions : 1° l'action antifébrile est évidente ; 2° à faibles
doses, l'action est lente ; à hautes doses, le médicament contribue à la paralysie du cœur et au collapsus. Il signale d'autre
part l'augmentation extrême de la fréquence du pouls, avec des
doses fortes, et la fréquence exceptionnelle des perforations
(4 sur 31 cas de mort). Il employait de préférence la formule de
Riess, l'acide pur lui ayant donné de mauvais résultats.

L'impression générale, en Allemagne, est plutôt défavorable
à la médication salicylée. Nous n'ajoutons pas grande importance
à des statistiques restreintes ; cependant les suivantes peuvent
donner une idée des résultats :

Fischer (Dresde) . . . .   23 cas   mortalité 39 pour 100
Goldtammer (acide sal.). . .   56 —   —   25
Moeli (sal. de soude) . . . .   34 —   —   14,7

1. Schröder. Deutsch archiv. für Klinische medicin 1876.

(Une mortalité aussi forte n'aurait pas été vue encore à la clinique de Rostock).

Schröder (Saint-Pétersbourg, formule de Reiss) 160 cas, 19,4 pour 100.

(Sur 201 malades traités autrement, 14,7 pour 100 seulement).

Riess (Berlin)	260 cas	mortalité 24 pour 100
Giessler et Wenzel	60 —	—	3,33
Jahn (Stargard)	35 —	—	8,5

Ces statistiques n'ont évidemment pas une valenr absolue. Ainsi Riess, sur les 63 malades qu'il a perdus, en signale 20 comme admis à une période avancée; 29 étaient sous le coup de graves complications; 12 avaient des manifestations cérébrales violentes. Néanmoins d'une façon générale, les résultats ne sont pas satisfaisants. Ceux de John (1) le paraissent, mais ne le sont pas en réalité. Au point de vue statistique pur, on peut en juger par les chiffres suivants : En 1872, il eut, à la vérité sur 39 typhiques, une mortalité de 23 pour 100. En 1875, avec les préparations salicylées, sur 35 cas, le taux descendit à 8,5. Mais l'année précédente, 1874, sans cette médication, il avait eu, sur 70 cas, le même chiffre de 8,5. On ne peut donc attribuer à la médication aucune diminution dans la mortalité. Cependant, au dire de cet auteur, les résultats seraient merveilleux : le délire, la céphalalgie, les troubles cérébraux seraient très rapidement dissipés par l'acide salicylique. Ces résultats sont trop peu d'accord avec ce qu'on observe généralement, pour qu'on reste convaincu. Sur ses 35 malades, il eut d'ailleurs 18 angines et pharyngites dont une gangréneuse et 3 épistaxis, dont l'une fut mortelle. De plus, John établit, dans son article, une distinction difficile à saisir entre les typhiques et

1. John. *Deutsh arch. fur Klinische medicine*, 1875.

les fièvres gastriques ; ces dernières ont des durées variant entre 7 et 32 jours. Il y a là une confusion nosologique qui rend incertaine l'interprétation des résultats.

Cette rapide analyse des cas de Riess et de Jahn montre qu'on ne peut pas prendre à la lettre des chiffres relativement si peu considérables, et qu'il n'est pas possible de tirer des conclusions formelles des faits allemands. Ce qu'on peut dire, c'est qu'ils paraissent plutôt défavorables.

En France, la médication salicylée, en général, et en particulier dans la fièvre typhoïde, a été d'abord accueillie avec défiance ; c'est l'impression générale de la revue, remarquable d'ailleurs, de M. Zuber (1).

M. Homolle, sans se prononcer sur la valeur du médicament, constate qu'il n'empêche ni les rechutes, ni les recrudescences. C'est l'avis de la plupart des auteurs allemands. Il nous paraît donc inutile de se demander, avec M. Vulpian (2), si le médicament ne pourrait pas avoir une action prophylactique.

MM. Oulmont, Hérard, et quelques autres cliniciens, ont cherché à utiliser son action antipyrétique. Le travail de M. Hallopeau (3) a contribué à en répandre l'emploi. M. Hallopeau a employé une médication complexe : calomel, au début, salicylate de soude et sulfate de quinine, lotions, lavements et même bains froids.

Bien qu'il ne donne pas d'indication exacte sur le mode d'administration des antipyrétiques, nous pensons qu'il faisait donner la dose journalière en plusieurs fois dans le courant du jour. Dans une première série de 11 cas, il donnait le salicylate de soude à la dose de 3 à 4 gr. On peut suivre quelquefois assez bien sur les courbes annexées à son travail, l'effet antipyrétique produit. On peut voir que, dans certains cas, la pre-

1. *Revue des Sciences méd.*, 1877.
2. *Académ. de méd.*, 1882.
3. Hallopeau. *Union médicale*, 1881.

mière dose seule a une action ; que d'autres fois les trois ou
quatre premières réussissent à faire descendre le chiffre thermique de 1° à 1° 1/2, en trois ou quatre jours. Mais, dans
beaucoup d'autres cas (obs. IV, V, VIII, IX), sauf la suppression de l'élévation thermique du premier soir, il n'y a aucune
modification de la courbe attribuable au médicament.

M. Hallopeau fait remarquer avec raison, que si, au bout de
5 à 7 jours, on remplace le salicylate par la quinine (0.50 à
1 gr.) on obtient un effet antipyrétique plus marqué. Encore
cet effet de la quinine, souvent très net pour la première dose,
est-il beaucoup moins appréciable pour les suivantes, et au
moins très difficile à distinguer de la marche normale du cycle
thermique. M. Hallopeau a abandonné bientôt d'ailleurs cette
manière de faire, considérant la dose de salicylate comme trop
forte. Deux fois il a vu le médicament produire le délire ; quelquefois il survenait une dypsnée non en rapport avec les signes
pulmonaires. Enfin il a observé snr les 11 cas, 2 entérorrhagies et 1 cas d'hémoptysie. Il rapproche ces faits des deux pleu-
résies hémorrhagiques signalées par Léonardi-Aster, et croit
qu'il faut s'abstenir chez les malades qui ont déjà perdu du
sang, de même que dans les formes ataxiques et hémorrhagiques. Dans une nouvelle série d'observations (8), M. Hallopeau
a abaissé la dose à 2 grammes par jour ; mais alors dans la majorité des cas aucun effet n'est produit, ou s'il est obtenu, ce
n'est que le premier ou le second jour ; il ne se maintient pas.
Aussi (1), dans une nouvelle série de malades, M. Hallopeau a
dû revenir à des doses de 3 grammes. Encore avoue-t-il que
l'abaissement manque parfois, et que l'effet antipyrétique est
généralement épuisé au bout de 2 ou 3 jours.

Nous ne voulons pas insister sur les complications hémorrhagiques signalées par M. Hallopeau. On pourrait cependant les
rapprocher des faits de Mussy (2) (1 entérorrhagie, 1 hémoptysie,

1. 2e Comm. à la *Soc. méd. des hop. Union méd.* 1881.
2. Th. **Paris** 1877.

1 épistaxis abondante sur 12 malades) et de ceux déjà cités de Jahn. Nous voulons surtout faire remarquer que la dose de 3 à 4 grammes modifie nettement la courbe thermique, mais bien souvent seulement les premiers jours.

C'est ce qui a lieu pour la quinine, donnée de même à doses espacées. Nous avons pu vérifier nous-même dans plusieurs cas, que si l'on donne 3 grammes d'acide, par exemple, deux jours de suite (en plusieurs prises dans la journée), il y a une modification légère de la courbe, qui ne se maintient pas les jours suivants ; si l'on donne alors 4 grammes, nouvelle descente passagère, très variable du reste, comme chiffre, suivant la période de la maladie. Il s'ensuit qu'il faudrait, comme pour la quinine administrée de la même manière, augmenter progressivement la dose journalière, pour maintenir la diminution de la température. Cette manière de faire ne saurait être sans inconvénients. M. Vulpian (1) en aurait obtenu cependant de bons résultats. Il donne l'acide salicylique à la dose de 6 à 8 grammes par jour (0,25 à 0.30 centigr. toutes les deux heures, dans du pain azyme). Au bout de quarante-huit heures, la température s'abaisse de 2° à 3°, mais cet abaissement ne persiste que si l'on continue le traitement C'est précisément là l'inconvénient. M. Vulpian avait cherché d'abord, dans des essais antérieurs, à détruire le ferment dans l'intestin, et à cet effet, avait donné le salicylate de bismuth, à la dose de 8 à 12 grammes par jour. Il constata un effet antipyrétique : l'état général s'améliorait, mais il survenait de la dyspnée et des hémorrhagies intestinales. D'autres observateurs, M. Caussidou (2), entre autres, ont également apporté des faits favorables.

M. Jaccoud (3), donne l'acide salicylique, comme il donne la quinine, à dose massives, mais avec la même prudence, et

1. *Académie de méd*. Séance du 22 août 1882.
2. Congrès d'Alger, 1881.
3. *Cours de Pathol*. 1882.

jamais deux jours de suite. C'est là, à notre avis, la meilleure manière d'administrer l'acide salicylique, à titre d'antipyrétique, dans la fièvre typhoïde. Nous trouvons à cette méthode les mêmes avantages que lorsqu'il s'agit de la quinine : doses moins fortes et moins souvent renouvelées, effet antipyrétique plus énergique, intermission plus franche, ce qui est en somme le résultat le plus favorable qu'on puisse obtenir. Peut-être n'est-il pas nécessaire de donner des doses aussi fortes que celles des Allemands, et peut-on se contenter d'abaissements plus légers. C'est une affaire à juger par de nouveaux essais. Les chiffres de 5 (Goldtammer) et 6 gr. (Liebermeister) nous paraissent trop élevés pour l'acide. Le sel, comme l'acide sont des médicaments dont il faut user avec discrétion. Si nous voulions dire le fond de notre pensée, nous dirions que la méthode qui consiste à donner des doses espacées dans la journée, nous paraît avoir plus d'inconvénients que d'avantages. Donner 2 à 3 gr. de salicylate pendant 7 à 8 jours consécutifs, n'est peut-être pas dangereux, mais ce n'est pas très utile. Pousser les doses journanalières, bien qu'espacées, à 7 à 8 gr. de sel et 6 ou 7 gr. d'acide, peut-être beaucoup plus antipyrétique, mais n'est peut-être pas innocent. Nous préférerions frapper fort, mais moins souvent.

Quelle que soit la méthode qu'on adopte, nous avons assez insisté sur les accidents imputables avec plus ou moins de raison aux préparations salicylées, pour qu'il soit facile de comprendre que les contre-indications en soient nombreuses.

Leur action nuisible sur le cœur est beaucoup mieux établie que pour la quinine. Aussi faut-il proscrire ces médicaments quand on soupçonne seulement que la fibre cardiaque est touchée, et, s'il était indiqué d'une façon absolue de faire baisser la température, c'est la quinine qui devrait avoir la préférence. Cette contre-indication est capitale.

Le délire (Jaccoud), les formes ataxiques (Hallopeau) sont également des contre-indications ; les préparations salicylées ne pourraient qu'aggraver ces états (la plupart des auteurs, excepté John).

Les hémorrhagies, la forme thoracique (Hallopeau) doivent également engager à recourir à d'autres agents. Il en est de même de l'albuminurie (Jaccoud), que l'acide ou le sel de soude peuvent produire (Petersen). Cette dernière contre-indication est cependant moins absolue ; si elle l'était il n'y aurait guère de fièvres où l'on pût les employer.

On voit que la médication salicylée a beaucoup plus de contre-indications que la quinine. De plus les sueurs, les diarrhées profuses, les angines qu'elle provoque, forcent souvent à y renoncer. Pour éviter les lésions du tube digestif, il faudrait faire boire beaucoup le malade après chaque dose, comme l'a conseillé A. Robin, dans un autre but. D'après les restrictions que nous avons formulées plus haut, ce n'est guère que dans les formes hyperthermiques simples, ou dans les formes communes de moyenne gravité que la médication salicylée trouverait son emploi. Nous n'avons pas à répéter à quel moment de la maladie l'administration doit être commencée. Nous avons déjà traité ce point à propos de la quinine, et il n'y a rien à y changer.

La médication salicylée ne nous paraît pas pouvoir être jugée aujourd'hui, mais nous doutons qu'elle prenne la place de la quinine, dont les inconvénients sont moins considérables, les effets plus sûrs et surtout plus durables.

CHAPITRE IX

ACIDE PHÉNIQUE. — RÉSORCINE.

C'est à titre de médicaments antipyrétiques que nous rapprochons ces deux substances pour les étudier ici. Nous verrons qu'elles ont entre elles de grandes analogies, tant au point de vue chimique, qu'au point de vue des effets qu'elles produisent. Nous négligerons donc pour un instant leur action antiseptique qui paraît, jusqu'à un certain point, indépendante de celle qu'elles exercent sur la température.

Acide phénique.

On ne peut se défendre au premier abord d'un sentiment de défiance envers cet agent employé comme anti-fébrile dans le typhus abdominal, si l'on réfléchit à l'idée première de son emploi. Ce sont en effet les accidents que l'on ne peut qualifier que de toxiques, survenus à la suite des pansements phéniqués, qui ont mis en évidence l'abaissement de température qu'il peut produire.

La diarrhée, la mélanurie, le collapsus et l'hypothermie sont en effet les traits les plus frappants de l'empoisonnement qu'on observe parfois en chirurgie, et qui doit en faire suspendre immédiatement l'emploi. C'est M. Desplats qui paraît avoir le premier cherché à utiliser cette propriété pour combattre l'hyperthermie dans les maladies et en particulier dans la fièvre typhoïde.

Au début, M. Desplats administrait des lavements souvent

répétés, et atteignait souvent dans la journée entière des doses de 8 à 12 gr. d'acide phénique. Les premiers résultats ont été exposés dans deux communications à l'Académie, et dans la thèse de son élève Van Oye (1). Ce dernier signale comme le danger de cette médication les congestions pulmonaires. Divers médecins à Paris ont ensuite essayé la méthode de MM. Raymond, Vulpian, Bouchard, Siredey (2). M. Vulpian employait alors le phénate de soude en lavements à la dose de 0,5 à 4 gr. par jour. Il observait des effets antipyrétiques marqués : souvent la température du soir se montrait de 0°,5 à 1°, inférieure à celle du matin. M. Vulpian (3) paraît cependant aujourd'hui avoir abandonné cette médication. MM. Bouchard et Siredey ont observé, avec l'acide phénique, de beaux effets antipyrétiques, mais ils signalent plusieurs phénomènes fâcheux : coma, sueurs profuses, petitesse du pouls, cyanose, et avec des doses inférieures à celles que donnait M. Desplats. Ce dernier a continué ses recherches, tendant à instituer une méthode d'administration donnant des résultats, et exempte d'accidents. La thèse de M. Maquart (4) contient l'exposé de sa méthode actuelle, et tend à prouver l'innocuité et l'excellence de l'acide phénique. Nous aurons à en discuter plusieurs points.

Il est temps de rappeler l'effet que produit sur le fébricitant une dose suffisante, 1 à 1 gr. 50 par exemple d'acide phénique. Dans la majorité des cas, voici ce qu'on observe : au bout de 10 à 15 minutes, la température qui était de 40°, je suppose se met à descendre, quelquefois régulièrement, dixième, par dixième, d'autres fois plus brusquement au début.

En somme, au bout de 2 h. à 2 h. 1/2, elle est descendue de 2 ou 3°. La face du sujet rougit bientôt, la sueur commence, le pouls diminue de fréquence sans jamais atteindre au chiffre

1. Van Oye, th. Paris, 1880.
2. Th. Roger, Paris, 1881.
3. Académie de méd. 1882.
4. Th. Lille, 1882.

normal. A mesure que la température baisse, la sueur devient de plus en plus profuse, en même temps que les muqueuses sécrètent avec plus d'abondance. Les tracés sphygmographiques que donne M. Maquart montrent qué, pendant la descente, la pression artérielle diminue, et que le pouls devient dicrote. Ni le pouls, ni la respiration ne diminuent de fréquence parallèlement à la température. Ce fait a été déjà signalé pour l'acide salicylique. D'après les médecins de Lille, il se produirait en même temps une sédation du système nerveux et des symptômes qui en dépendent. Mais cette action est passagère : le malade frissonne bientôt, et la température remonte à son niveau primitif en une heure, quelquefois moins. La durée de l'action d'une dose d'acide phénique varie évidemment suivant la grandeur de la dose, l'époque de la maladie, mais elle ne dépasse pas trois heures en général : pendant 2 heures à 2 heures 1/2, l'abaissement thermique se produit ; 1/2 ou 1 heure après la température primitive est de nouveau atteinte. En outre, à mesure que le malade s'accoutume pour ainsi dire au remède il faut augmenter la dose pour arriver au même effet. Rapidité d'action, mais durée très courte, voilà donc les caractères de l'acide phénique employé comme antipyrétique, c'est une infériorité immense qui oblige à renouveler souvent les doses, si l'on ne veut pas aboutir à un effet illusoire.

Quelle règle suivre alors ? M. Desplats et son élève Maquart ont cherché à la formuler. D'une façon générale d'abord, ils repoussent la voie buccale (employée par M. Raymond), la voie sous-cutanée (Huchard), pour donner la préférence au lavement phénique. Au début M. Desplats donnait des lavements souvent répétés, et arrivait aux doses de 7 à 12 gr. par jour. Il tenta ensuite l'irrigation continue à l'aide d'un siphon injecteur. Mais alors les effets sont inconstants, car l'appareil est difficile à installer (sol. au 1/100), et on est obligé d'employer de grandes quantités d'acide. M. Maquart vante le système auquel il s'est arrêté ; lavements toutes les trois heures, ayant pour but de s'opposer d'une façon régulière à l'ascencion thermique, comme Brand donne le bain froid. De cette façon on atteint la dose de 6 à 8 gr. seulement par vingt-quatre heures. D'après M. Maquart, les symptômes nerveux, stupeur, coma, insomnie, ataxie, seraient beaucoup amendés, quand la température s'abaisse ; les complications seraient diminuées ou souvent évitées. Cette méthode a été appliqué dans vingt-huit cas, avec des variations de doses corrélatives avec les températures observées. Dans cette série de cas, le collapsus, les convulsions qui avaient été vus auparavant avec des doses trop massives, n'ont pas été notés.

Les vomissements, les congestions pulmonaires n'ont pas été observés dans une mesure inquiétante. On ne saurait toutefois conclure, croyons-nous, d'un aussi petit nombre de cas. Nous admettrons volontiers que la méthode à laquelle se sont arrêtés MM. Desplats et Maquart, soit celle qui offre le moins d'inconvénients. Mais les accidents antérieurement observés n'en subsistent pas moins. Sur vingt-deux malades, M. Van Oye relate six fois des vomissements répétés, quatre fois du collapsus.

M. Claudot (1), sur quarante-trois cas, a observé six fois le collapsus. Et cependant la dose maxima qu'il employait dans un jour n'était que 6 gr. Nous avons déjà signalé le coma, la cyanose, la petitesse du pouls (Bouchard, Siredey), les convulsions (Desplats). Les statistiques publiées sont trop restreintes pour qu'on puisse les utiliser, et nous ne pouvons pas ne pas remarquer que déjà nombre de méfaits incombent à l'acide phénique. Ces sueurs profuses, constantes après chaque dose, n'ont pour nous rien de critique, et ne peuvent que nuire au malade. Ces changements de la tension vasculaire, répétés plusieurs fois par jour, peuvent bien troubler la circulation pulmonaire et y favoriser les congestions, comme l'a signalé du reste M. Van Oye. Les vomissements (même quand le médicament a été administré par le rectum), la coloration noire des urines, la

---

1. Glénard. Rapport sur la mémoire de M. Claudot. *Lyon méd.* 1881.

tendance au collapsus, sont au moins des signes d'intolérance inquiétante.

De tous les antipyrétiques que nous avons examinés jusqu'ici, il n'en est aucun dont les effets physiologiques touchent de plus près aux effets toxiques. Les effets sont si passagers, qu'il faut répéter les doses très souvent, et les augmenter, car il y a accoutumance.

Bien qu'il se contente d'effets antipyrétiques incomplets, M. Maquart donne de 6 à 8 gr. par jour, quelquefois plus de 100 gr. dans toute la maladie.

Nous ne chercherons donc pas à poser les indications et les contre-indications de cette méthode. Nous croyons que l'acide phénique réclame de nouvelles études. Les résultats de M. Maquart, sont déjà plus satisfaisants, mais ils ne sont pas assez uombreux pour emporter la conviction. Loin de nous cependant la présomption de vouloir condamner l'acide phénique. Mais nous croyons que nous avons d'autres agents antipyrétiques qui lui sont supérieurs.

Résorcine.

L'emploi de cette substance, comme antipyrétique, dans la fière typhoïde est encore trop récent pour qu'on puisse discuter la place qu'elle peut occuper dans le traitement de cette maladie. On trouve dans la revue de Hayem (1), une intéressante analyse de quelques travaux allemands, et de celle de M. Beaumetz et de son élève Callias. L'action de la résorcine paraît se rapprocher absolument de celle de l'acide phénique, dont elle est cliniquement très voisine. Une heure après l'administration de 3 gr. de cette substance chez un fébricitant, la température tombe à la normale : il se fait une sorte de crise sudorale précédée d'injection de la face, de fréquence et d'irrégularités du

_____

1. *Revue des Scienees méd.*, juillet 1882.

pouls. Au bout de 2 à 4 heures, frisson et réascension de la température. La résorcine produit la mélanurie, et dans un cas d'intoxication avec 8 gr., on a observé (Murrell) du collapsus avec affaiblissement du pouls et du cœur. On voit combien sont grandes les analogies, avec l'acide phénique, dont nous avons voulu simplement la rapprocher.

CHAPITRE X

DIGITALE

On a craint longtemps d'administrer la digitale dans la fièvre typhoïde tant à cause de l'action qu'elle exerce souvent sur le tube digestif qu'à cause des accidents d'intoxication plus graves qu'on observe quelquefois. Wunderlich, Thomas, Ferber l'ont employée méthodiquement dans cette maladie. Liebermeister la réserve aux cas réfractaires aux autres antipyrétiques. Lorain, Hirtz surtout ne craignaient pas de l'administrer. Les récentes et remarquables cliniques de M. Bernheim contiennent une très intéressante étude de ce médicament reposant sur l'expérience de 150 fièvres typhoïdes traitées par la digitale. Rien n'y a été ajouté depuis. Il serait donc inutile de résumer ce travail ici. Nous nous bornerons à mettre en relief le mode d'action de la digitale, et le profit qu'on en peut tirer pour la fièvre typhoïde.

Les beaux travaux de Hirtz (1) ont montré que le meilleur moyen de donner la digitale est de prescrire l'infusion de feuilles de deuxième année de digitale des Vosges, à la dose de 0,75 à 1 gr. par cuillerée d'heure en heure, mais jamais plus de 4 jours de suite. Au bout de ce temps, l'abaissement de température atteint 1 à 3°, soit lentement, soit par une défervescence brusque. Cette chute persiste 1 ou 2 jours, si bien qu'en moyenne l'action totale, comprenant la période de descente, la période stationnaire et celle de réascension, dure 7 jours (Bernheim). Si l'on continue plus de 3 à 4 jours l'administration, la tempé-

---

1. *Nouv. dict. de méd. et de chir. prat. art. digitale.*

rature remonte comme si l'on avait cessé. On voit quelle différence sépare cet antipyrétique à action lente, mais très persistante de ceux que nous avons étudiés précédemment.

Quelquefois la crise digitalienne est définitive, de plus dans les deux tiers des cas de fièvre typhoïde (Bernheim) la température ne remonte pas à un degré aussi élevé qu'auparavant. On ne peut évidemment, par la digitale, pas plus que par tout autre moyen thérapeutique, juguler la fièvre typhoïde; mais elle peut, par les effets que nous venons d'indiquer, permettre à la maladie d'évoluer d'une façon plus bénigne, avec une hauteur thermique moins considérable. Mais, comme le fait remarquer M. Bernheim, la digitale veut être maniée avec prudence, dans une affection où le cœur est souvent atteint. C'est au début, chez les individus bien constitués, et en exerçant une surveillance constante sur le cœur, qu'on peut en retirer du bénéfice. Le collapsus a été observé. Il faut surtout se rappeler que, beaucoup plus que les autres antipyrétiques, la digitale s'accumule et prolonge son action, après la suppression du médicament. D'où le précepte général formulé par Hirtz. Les phénomènes pulmonaires au début seraient peut-être une indication de plus, en raison de l'action du médicament sur la circulation.

Nous réserverions volontiers cet agent, avec Liebermeister, aux cas à fièvre tenace, résistant aux antipyrétiques ordinaires, mais à la condition que la maladie ne soit pas entrée dans la troisième semaine, et que le sujet soit suffisamment résistant. De plus, nous nous contenterions de provoquer une seule crise digitalienne, sauf à recourir ensuite à d'autres agents, s'il en est besoin.

CHAPITRE XI

VÉRATRINE. — ACONIT

Nous avons peu de chose à dire de ces deux agents.

La vératrine et les préparations de vératrum sont encore plus difficiles à manier que la digitale. Elles provoquent plus souvent les vomissements et le collapsus.

Vogt cependant a employé la vératrine à haute dose.

Liebermeister (1), dans des cas réfractaires, fait prendre des pilules de 5 milligr., toutes les heures, jusqu'à malaise et vomissements. Quatre à six pilules suffisent habituellement. Mais il faut, de son aveu, combattre le collapsus qui survient avec l'hypothermie. Si les autres antipyrétiques étaient insuffisants, nous préférerions reconnaître notre impuissance plutôt que de lutter à outrance avec des armes si dangereuses.

Malgré le mémoire de Deshayes (2), de Rouen, nous ne pensons pas que l'alcoolature d'aconit puisse être considérée comme un antipyrétique suffisant. M. Deshayes, après Fleming, Teissier, Levasseur, donnait l'alcoolature à la dose de 1 gr. par jour, quelle que fussent la forme et la gravité de la maladie. Dans ses 38 observations et les 10 cas de Levasseur, les résultats paraissent avoir été avantageux, si l'on considère la mortalité (2 morts sur 48). Mais l'épidémie était bénigne et les chiffres sont restreints. L'effet du médicament ne peut être suivi dans les observations.

---

1. Pathologie de Ziemssen.
2. Deshayes. *Gazette hebdomad.*, 1875.

C'est, du reste, sur l'action générale, sur l'ensemble de la maladie et de la courbe thermique que l'auteur appuie ses conclusions favorables. On manque d'une démonstration péremptoire.

CHAPITRE XII

ERGOT DE SEIGLE.

Depuis quelques années, ce médicament, qui avait pu être employé d'une façon accidentelle, dans la fièvre typhoïde, a eu un regain de faveur. Nous n'accuserons pas M. Duboué (1) de nous le présenter comme un spécifique. Le mot n'est pas dans son livre, mais l'idée y est, si nous l'avons bien compris. L'emploi de l'ergot de seigle a été suggéré à M. Duboué par une conception particulière de la maladie. Nous ne pouvons suivre ici cet auteur dans l'argumentation brillante par laquelle il soutient sa manière de voir. Voici d'après lui quelle est la série des effets que produit le poison typhique, qui est, pour lui, un poison myo-paralytique :

« 1° Troubles nutritifs du système musculaire, amenant, partout où il se trouve, une diminution de la contractilité ;

2° Le cœur et les muscles vasculaires devenus le siège de cette altération, cessent de fonctionner normalement ; d'où résulte une diminution notable de tension dans tous les vaisseaux ;

3° Stase sanguine dans tous les organes et altération des globules du sang, qui acquièrent ainsi des propriétés toxiques, et donnent lieu au développement d'accidents d'asphyxie ;

4° Ce nouveau poison, né *in situ*, jouit de la même propriété que le premier ; c'est un agent myo-paralytique ;

5° De nouvelles congestions se font successivement, etc. ;

6° Les différents troubles observés s'expliquent par ces diverses perturbations physiologiques. »

1. *Physiologie pathol. de la fièvre typhoïde*, Paris, 1878.

C'est par ce mécanisme que M. Duboué explique les symptômes typhoïdes, les troubles nerveux, et l'infiltration même des
plaques de Peyer. Ainsi, pas d'action directe du poison sur le
système nerveux ; paralysie vasculaire et asphyxie, voilà toute la
fièvre typhoïde ! Et la fièvre elle-même, quel est son rôle, quelle
est son origine ? M. Duboué indique la difficulté dans un court
paragraphe, mais il avoue qu'il ne sait pas l'expliquer par sa
théorie. D'après elle, la température devrait s'abaisser au contraire. M. Duboué n'a vu qu'un côté de la question. Le poison
typhique exerce son action sur tous les organes, et en particulier sur le système nerveux régulateur de la chaleur ; la fièvre
à son tour entre en scène et y joint ses effets habituels ; les congestions viscérales réagissent aussi à leur tour, et le sang de
plus en plus altéré par la stase exerce une action de plus en
plus nocive sur les éléments anatomiques. La stase pulmonaire
en particulier gêne l'action du cœur altéré et réciproquement.
Ce sont ces dernières actions en retour que M. Duboué a bien
vues ; mais on voit que ce n'est qu'une partie de la question.
Nous n'insistons pas davantage sur ces détails bien connus.

La théorie de M. Duboué ne tient donc pas devant l'examen,
malgré tout le talent qu'il a mise à la développer. Sa conséquence, l'emploi de l'ergot d'une façon systématique, n'est pas
plus admissible. Le médicament ne suffit pas pour répondre
aux indications capitales de la maladie.

Les faits cliniques rapportés par M. Duboué prouvent-ils
l'efficacité du remède ? Nous ne le croyons pas. Dans son livre,
il rapporte 26 cas avec 3 morts. Dans une communication plus
récente à l'Académie de médecine, il cite une nouvelle série de
36 cas avec 2 morts, ces chiffres sont trop peu considérables, ils
comprennent trop de cas bénins pour qu'on puisse en tirer des
conclusions légitimes. Malheureusement c'est justement sur l'action du seigle sur l'ensemble du cours de la maladie que M. Duboué se fonde pour en recommander l'emploi. Les effets immédiats du médicament ne sont pas appréciables. Notre collègue et

ami Œttinger a bien voulu nous communiquer six observations de fièvre typhoïde traitées par M. Duboué lui-même dans le service de M. Siredey, l'année dernière à Lariboisière. Aucune action ne s'est produite sur la température ; les congestions pulmonaires ont même persisté dans plusieurs cas. La diarrhée seule paraît avoir été diminuée. L'intolérance, les vomissements que l'on observe après les premières doses surtout, peuvent être évités d'ailleurs, nous le croyons volontiers, si l'on espace les prises et si l'on donne du seigle de bonne qualité. M. Duboué insiste beaucoup sur ces points. Il donne d'habitude 1 à 3 gr. par jour, par prises de 0,25. En résumé, cette médication ne nous paraît pas rendre les services qu'en attend son auteur. Est-ce à dire que le seigle ergoté ne puisse trouver son emploi dans la fièvre typhoïde ? Non, sans doute. Il est logique, par exemple, de chercher à lutter avec lui contre les congestions pulmonaires, presque constantes dans la maladie. Il trouve encore son emploi contre les complications hémorrhagiques, l'hémorrhagie intestinale surtout. Mais nous ne croyons pas qu'il puisse donner autre chose. Nous croyons surtout que M. Duboué s'est fait illusion quand il a cru abréger par ce moyen la durée de la maladie dans un certain nombre de cas.

CHAPITRE XIII

MÉDICATION ANTISEPTIQUE

Chercher à neutraliser le poison typhique par les substances dont les propriétés principales sont d'arrêter plus ou moins les fermentations et la vie des micro-organismes, tel est le but qu'on s'est depuis longtemps proposé. Il est certainement légitime, il répond à une des indications capitales de la dothiénenterie, et c'est dans ce sens qu'il n'est pas illogique de chercher un remède spécifique. On comprendra qu'on ne l'ait pas trouvé jusqu'ici, si l'on considère ; d'une part, notre ignorance en ce qui concerne l'essence du poison typhique, et d'autre part, la difficulté de l'atteindre, quand il a opéré sa diffusion à travers l'organisme. Nous devons cependant exposer les essais tentés dans ce but. On a cherché à détruire le poison dans le tube intestinal d'abord et ensuite dans le sang où il manifeste si rapidement sa présence.

M. Netter (1) (de Nancy) suppose qu'il pénètre d'abord par la bouche et les fosses nasales, et qu'en s'avançant par propagation il produit la bronchite, la diarrhée. D'après lui, en nettoyant constamment les premières voies, on le détruit, et on peut faire avorter la fièvre typhoïde. Nul ne contestera l'utilité des soins à donner à la bouche et à la langue : c'est là une pratique excellente, au point de vue de l'hygiène du malade, mais il n'y faut pas voir autre chose.

Tout dernièrement, M. Vulpian (2) a cherché s'il ne serait pas

1. *Gazette des hôpitaux*, 1873.
2. *Académie de médecine*, 22 août 1882.

possible d'atténuer les effets du poison en introduisant des antiseptiques dans le tube intestinal. Il a successivement essayé l'iodoforme, le salicylate de bismuth, l'acide borique (12 gr. par jour), le phénate de soude (9 gr.), sans que la maladie en ait paru modifiée.

Les purgatifs, comme les boissons abondantes, à titre de diurétiques, peuvent éliminer une certaine quantité de poison, mais ne réussissent pas davantage à le neutraliser (V. Evacuants).

C'est donc un espoir déçu jusqu'ici que la neutralisation du poison dans le tube digestif.

Peut-on l'atténuer par des substances qui agiraient quelquefois sur le tube intestinal, mais surtout sur le sang? Quelques auteurs le croient. A notre sens, ils n'ont pas assez tenu compte de la difficulté qu'il y a de juger si une maladie cyclique subit ou non dans son cours une amélioration lente et graduelle, car les effets immédiats des antiseptiques sont nuls. Pour juger la chose d'une façon empirique, il faudrait des chiffres considérables ; ces chiffres n'existent pas.

Créosote.

M. Pécholier (1) a employé la créosote chez une soixantaine de malades. Il donnait 3 gouttes par jour dans une potion, et 2 lavements contenant chacun 3 à 5 gouttes. Il croit avoir observé, que dans tous les cas où il a agi tardivement l'effet a été nul, mais que dans les autres, la créosote a diminué l'intensité de la maladie, et a raccourci sa durée.

L'appréciation de M. Pécholier ne peut pas être discutée, mais la preuve de ses assertions n'est pas faite. Que l'on nous montre une action immédiate favorable disparaissant avec la suppression du médicament, que cette alternative se reproduise

1. *Gaz. hebdom.*, 1869.

un nombre suffisant de fois, ou bien alors qu'on nous donne des chiffres imposants. Ni l'une ni l'autre de ces conditions n'est davantage remplie par M. Morache (1), qui donne également la créosote (10 à 12 gouttes par jour).

Teinture d'Iode, Iodure de potassium.

Aran (2), croyait avoir remarqué une amélioration dans plusieurs symptômes typhiques, chez des malades auxquels il donnait 13-30 gouttes de teinture d'iode par jour; ses chiffres ne sont pas considérables, et, de son aveu, l'épidémie était bénigne : tout réussissait.

Magonty (1859), Wildebrand (1866) préconisèrent ensuite l'iode associé à l'iodure de potassium.

Liebermeister (3) a essayé la formule même de Wildebrand, iode 1, iodure de potassium 2, eau 10. Trois à quatre gouttes toutes les deux heures dans un verre d'eau. Il n'observa aucune modification des symptômes ni de la marche de la maladie.

Seulement la mortalité fut moindre dans les cas où l'iode avait été administré. Ses essais portèrent sur 239 malades comparés sur 377 autres auxquels la mixture ne fut point donnée. La mortalité fut de 14,6 pour la première série, de 18 %, pour la seconde. Ces chiffres sont plus considérables que ceux qui ont été fournis pour d'autres antiseptiques. Et cependant, l'auteur lui-même ne veut en tirer aucune conclusion. On ne saurait trop s'associer à ses réserves.

Beaucoup d'autres médicaments, le goudron, la teinture d'eucalyptus, par exemple, ont été de même essayés sans résultats positifs.

On a aussi donné, d'abord à faibles doses, la plupart des anti-

1. Morache, *Gazette hebdomadaire*, 1871.
2. Aran, *Bulletin de thérap.*, 1853.
3. *Handbuct der speciellen pathol. und therap.* de Zlemssen.

pyrétiques qui sont aussi antiseptiques, tels que l'acide phénique, le sulfate de quinine, les préparations salicylées. Ainsi M. Pécholier (1), poursuivant toujours ses recherches dans ce sens, a donné l'acide phénique à la dose de 3 à 5 gouttes. Rothé, d'Altenbnrg (1880) a associé cet acide à la teinture d'iode. A doses faibles tous ces agents, bien qu'on ne puisse nier leurs propriétés antiseptiques, ne donnent pas de résultats palpables. Si on élève la dose, c'est l'effet antipyrétique qui se manifeste. Si nous y revenons ici, c'est qu'on s'est demandé si leur vertu antipyrétique n'était pas le résultat de leur action sur le poison lui-même. Nous ne croyons pas cette opinion soutenable. L'acide salicylique, l'acide phénique, la quinine abaissent la température dans des états fébriles dans lesquels l'élément infectieux ne peut être mis en cause.

Que conclure de tout cela ?

L'idée de combattre directement le poison est logique ; les recherches dans ce sens méritent d'être continuées, mais on peut dire que jusqu'ici elles n'ont donné aucun résultat positif. Bien mieux, nous ne verrions aucun inconvénient à donner à des typhiques des doses modérées de créosote, comme le font MM. Morache et Pécholier, ou de tout autre antiseptique. C'est chercher à remplir une des indications capitales de la maladie, mais c'est celle là que nous sommes le moins à même de remplir. S'occuper des autres éléments, sur lesquels nous avons plus de prise, l'adynamie, la fièvre, les troubles circulatoires du poumon nous paraît autrement important. Aussi est-il profondément regrettable que l'on prononce si facilement le mot de spécifique, cause de bien des illusions. Détruire la cause intime, primordiale de la maladie, sans doute, c'est là l'idéal. Mais en attendant, ce sont les causes secondes plus connues, qu'il faut combattre.

1. *Montpellier médical.*

CHAPITRE XIV

MÉDICAMENTS DIVERS

Mercuriaux.

Serres (1) a proposé l'emploi des mercuriaux, *intus et extra*, dans le but de résoudre l'altération des plaques et d'en arrêter le développement. Il prescrivait chaque jour des frictions hydrargyriques sur le ventre (8 à 10 gr. d'onguent), et à l'intérieur 1 gr. à 1,50 de sulfure noir de mercure. Cette médication a été essayée par d'autres médecins. Grisolle l'a tentée sur cent malades sans succès ni comme moyen abortif, ni comme moyen curatif. Nous n'avons rappelé ces faits que pour être complet.

Belladone.

Harley (2) a vanté récemment la belladone (1 gr. 80 de suc). On obtiendrait par son usage une diminution constante de la fréquence du pouls et de la température. Le délire n'aurait été que rarement augmenté, et l'insomnie aurait fréquemment disparu. La mortalité aurait été abaissée de 15 à 12 °/₀ pour le même hôpital et dans la même période de temps.

Cet essai est trop isolé pour qu'on puisse apprécier ses résultats. Il ne concorde pas avec ce qu'on sait de l'action de la belladone.

1. *Académie des sciences*, 1847.
2. Saint-Thomas, hôpital Report 1875. *Anal. in Rev.* Hayem 1877.

Ventouses sèches.

Si nous avons placé ici ce précieux moyen, c'est parce qu'il est indiqué dans toutes les fièvres typhoïdes un peu sérieuses, et qu'il doit être employé non-seulement pour combattre, mais pour prévenir (Jaccoud) la stase pulmonaire. Les changements fréquents de la position du malade et quelquefois l'ergot, sont deux autres moyens qui peuvent être adjoints aux ventouses dans le même but. C'est là un point très important d'une médication complète.

Nous avons achevé le chemin que nous avions à parcourir. Car il n'entrait pas dans notre plan de faire le traitement des symptômes exagérés, ni celui des complications, pas plus que de parler de l'hygiène et de l'alimentation des malades. Nous nous en sommes tenu à la thérapeutique générale de la maladie. Mais si nous y attachons une grande importance, nous tenons à ajouter que nous ne sommes pas moins convaincu de l'utilité de tous les détails des soins hygiéniques et diététiques.

Il nous reste, avant de nous résumer, à dire un mot de la durée de la maladie, de la fréquence des rechutes, et des modifications que peut y apporter tel ou tel mode de traitement.

Si nous en parlons, c'est plutôt pour indiquer la question que pour chercher à la résoudre. Des documents suffisants n'existent pas d'une part, et d'autre part, en soi, la chose est bien difficile à juger. On sait combien peut être variable la durée d'une fièvre typhoïde, suivant sa forme, suivant l'épidémie. On sait en outre combien il est difficile de fixer le début exact de la maladie, et combien il est difficile au début de porter un pronostic sur la durée qui n'est pas toujours en rapport avec les apparences de gravité.

Enfin nous croyons qu'il nous est plus possible d'atténuer les symptômes et la gravité de la maladie que de modifier son évolution cylique d'une façon bien appréciable. Nous avons souvent déjà indiqué ce qu'il faut penser des traitements abortifs. Il nous paraît bien difficile de savoir si tel ou tel mode de traitement diminue ou prolonge le cycle thermique de la maladie.

La question de rechutes n'est pas moins délicate. On a cru remarquer qu'elles étaient plus fréquentes depuis l'emploi des antipyrétiques. La proportion des rechutes est très variable en dehors de toute influence thérapeutique. Ainsi Murchison indique, 2591 cas, la proportion de 3 pour 100 ; Griesinger à Zürich, 6 pour 100, Human, à Leipzig, 8 pour 100 et Maclagan à Dundée, 10 pour 100 (1). On voit que les difficultés ne sont pas moindres. En ce qui concerne, la convalescence, on ne sait qu'une chose certaine, c'est qu'elle est très courte avec les bains froids.

1. Murchison. La fièvre typhoïde.

RÉSUMÉ

Présenter un résumé de cette étude sous forme de conclusions concises et rigoureuses ne nous paraît pas possible. La moindre règle générale courrait le risque d'être battue en brèche, si l'on ne plaçait à côté les exceptions, et les restrictions qu'elle comporte. Ce serait alors répéter ce que nous avons dit à la fin de chaque chapitre. Nous nous contenterons donc d'indiquer les points que nous avons cherché à mettre plus spécialement en relief.

D'une part, en dehors de cas exceptionnellement bénins, ou soumis trop tard à l'observation, quand la défervescence commence, il est très difficile, au début, de savoir ce que doit devenir une fièvre typhoïde. Nous avons montré d'autre part par quel enchaînement, le poison typhique et ses effets, adynamie, fièvre, troubles pulmonaires, devenus causes à leur tour, arrivent à constituer l'ensemble symptomatique et finalement tendent à la terminaison fatale, sans qu'il soit besoin de complication (fiebertode).

D'où la conclusion logique qu'il faut lutter contre ces éléments le plus tôt qu'il est possible, ne pas attendre, pour traiter les malades, l'apparition des symptômes graves, mais aussi proportionner l'intensité de la médication, à l'importance, dans chaque cas particulier, des éléments constants de la maladie.

C'est donc un traitement systématique qu'il faut instituer.

Il faudra donc :

1° Neutraliser le poison et favoriser son élimination.

Les antiseptiques n'ont pas répondu jusqu'ici à l'espoir qu'on fondait sur eux.

Les boissons abondantes, et les purgatifs, administrés comme nous l'avons indiqué, peuvent éliminer une part du poison ;

2° Combattre l'adynamie, par un régime tonique, et une médication tonique systématiquement instituée, avec des doses et des moyens variés toutefois suivant l'état des forces du malade ;

3° Chercher à atténuer les symptômes pulmonaires ; ventouses sèches ; changements fréquents de la position du malade ; quelquefois ergot ;

4° Lutter contre l'hyperthermie.

Le clinicien devra proportionner les efforts thérapeutiques au degré de l'élévation thermique, à sa constance, à la présence ou à l'absence de rémissions, à toutes les conditions qui pourraient augmenter ou diminuer l'influence délétère des hautes températures.

Nous avons deux moyens d'y parer : l'hydrothérapie et les antipyrétiques proprement dits.

Parmi les moyens hydrothérapiques légers, nous avons vu que les lotions froides sont un des meilleurs, qu'elles suffisent à beaucoup de cas, soit seules, soit associées aux antipyrétiques.

Nous avons cherché à montrer que la balnéation méthodique est un moyen héroïque, à tort abandonné, mais qu'elle doit être réservée aux formes ataxiques et ataxo-adynamiques.

Nous avons ensuite passé en revue les divers antipyrétiques, dont beaucoup ont aussi une action antiseptique marquée. Nous avons cherché à indiquer leur valeur relative. Nos préférences sont pour les sels de quinine. Mais nous avons insisté surtout sur le mode d'emploi de ces sels et des composés salicylés. Nous avons cherché à faire prévaloir le mode d'administration à doses rapprochées, qui permet de donner moins de substance, de frapper plus fort et moins souvent.

TABLE DES MATIÈRES

Imp. A. DERENNE, Mayenne. — Paris, boulevard Saint-Michel, 52.

www.ingramcontent.com/pod-product-compliance
Ingram Content Group UK Ltd.
Pitfield, Milton Keynes, MK11 3LW, UK
UKHW021231140726
13695UKWH00002B/879